# 超シンプルライフで健康生活

カラダとココロに効く暮らし方

斎藤道雄 著

黎明書房

# はじめに
# 超シンプル・イズ・超ベスト

テレビ、エアコン、掃除機、携帯電話、
どこの家庭にもふつうあるものが、うちにはありません。

でも、不便だとは思いません。
それどころか毎日が楽しくてたまりません。
体調も良好。ここ何年か、病気もしていません。
実際の年齢よりも「若い」と言う人もいます。

先日、道でいきなり「斎藤君でしょ?」と、女性に声をかけられました。
誰かと思ったら、なんと小学校の同級生。実に約30年ぶり!

「えーっ! よくわかったね~」と言うと、

「全然変わってないよ〜」
「（男の同級生は）みんな、（体型や髪の毛が）変わってるのに」

（自分は、子どものままか？）とも思いましたが、
一目で気づかれるぐらいだから、まあそうなんだろうなあ、と。
でも、正直、そう言われてうれしかった。

そんなぼくですが、健康のために何か特別なことをしているわけではありません。
でも、ひとつだけ言えることがあります。
それは、**うちにはものがありません**。
**自分にとって不要なものをなくしてみたら、うちからものがなくなりました。**
**ものがないかわりに、頭や体を使うようになりました。**
ただそれだけ。いたって超シンプルです。

じゃあ、超シンプルになると、どんないいことがあるのか？
これからお話しいたします。

# もくじ

## 超シンプルライフで頭を使う

## 超シンプルライフで心身が元気になる

## 超シンプルライフのきっかけ

2011年7月、地上デジタル放送が始まりました。
地デジ対応のテレビに買い替えようと思っているうちに、
1週間、半月、1か月……。ついにうちのテレビが映らなくなりました。

そんなある日、ふと、こう思いました。

「べつに、テレビがなくてもいいかも……」

そして、テレビのないまま現在に至ってます。
エアコンもあまり使っていなかったので、
引越しを機に、処分しました。
どうしても必要だったら、そのときは、また買えばいいんです。

携帯電話は、持っていてもほとんど使わなかったので、やめました。
掃除機は、ほうきとちりとりのほうが手軽でかんたん、断然効率がいいので処分しました。

これまで生活必需品だと思っていたものが、なくなってみて、
今まではなんだったんだろう？　って感じです。
**便利なものがなくてもたいして不便じゃない**なんて。
かえって、そのほうが、頭も体も使うようになりました。
特別に運動やダイエットなんかしなくたっていいし、
**生活そのものが運動**に変わりました。

**シンプルにすればするほど心身が健康に近づいていく**のが、
はっきりとわかりました。

シンプル・イズ・ベスト！
いえ、
超シンプル・イズ・超ベスト！　です。

## 超シンプルライフのおもな効用

⑧心身機能の維持、向上……17　あえて不便なほうを選んでみる、ほか
⑨病気を遠ざける……25　とりあえず感謝してみる、ほか
⑩作業効率のアップ……21　思い切っていらないものを捨ててみる1、ほか
⑪運気がアップする……23　キッチンをピカピカに磨いてみる、ほか
⑫感性が豊かになる……36　量販店より商店街で買い物してみる、ほか
⑬前向きな気持ちになる……38　病は気からを本気で信じてみる、ほか
⑭ダイエット効果……39　ゆっくりと味わって食べてみる1、ほか
⑮痛みを緩和する……12　痛みのしくみを正しく理解してみる、ほか
※このほかにもたくさんの効用あり。

# 1

超シンプルライフで体を使う

# エレベーターをやめて階段にしてみる

おもな効用　**足腰の強化　ダイエット効果　基礎代謝アップ**

## 階段があれば、ラッキー！
## 階段は健康づくりの絶好のチャンスです。

階段にはジョギング以上の運動強度があります。
駅の階段、ビルの階段、
自宅がアパートやマンションなら、そこでも上り下りをすると、
1日でトータルして、
10分〜15分程度の上り下りをしていることになります。
つまり、**エレベーターよりも階段を使うようにすると、**
**自然に毎日10分ほどのジョギングをしている**のと

同じ運動効果が得られます。

あるアメリカの大学の調査では、
不定期に運動ジムに通ってトレーニングするより、
毎日階段を上って体を動かすほうが、
健康維持にも体重の減量にも効果的という結果があります。
さらに、経済的。

ぼくは6階に住んでますが、いつも階段を使います。
優先席と同じで、ぼくが階段を使えば、
ほかのエレベーターを必要としている方々が待たなくてすみます。

階段は最良の健康アイテムなのです。

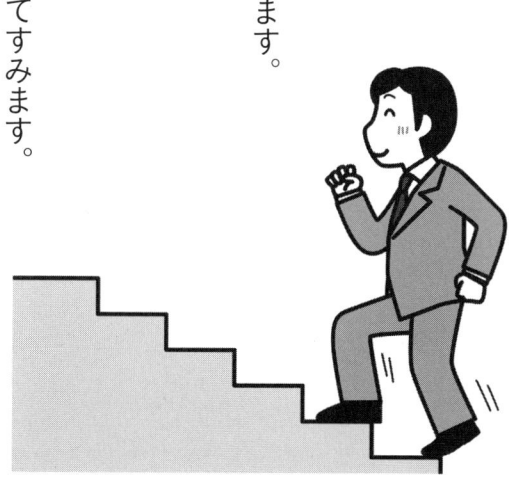

## 不定期のトレーニングよりも毎日の階段

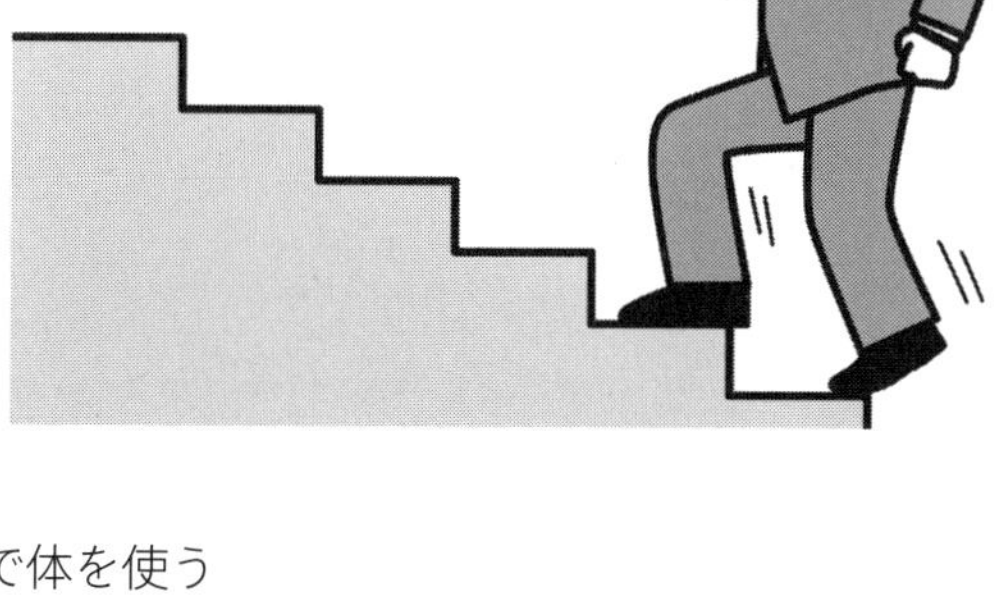

# 2 トイレのマットをなくしてみる

**おもな効用**　トイレがキレイになる　かがむ力の強化

## 男性がトイレを使うと確実にトイレは汚れます。
## トイレは毎日必ず使う場所だからこそ、
## いつも清潔で美しくありたいもの。

トイレの便座や床には、あえてマットを敷きません。
理由は、
マットの放置は汚れの放置だからです。

マットがあるのは、
ただ汚れが目立たないだけ、

トイレに汚れが残るのに変わりありません。
マットをなくして、
使うたびに掃除するほうが、
圧倒的にキレイです。
掃除といっても、サッと床と便器を拭くだけ。
時間にして、ほんの10秒足らず。

床を拭けば、
膝を曲げてかがんだ状態になるので、
適度な屈伸運動にもなります。

トイレをキレイに保つのは、心にも体にもいいのです。

## トイレの美化で健康づくり

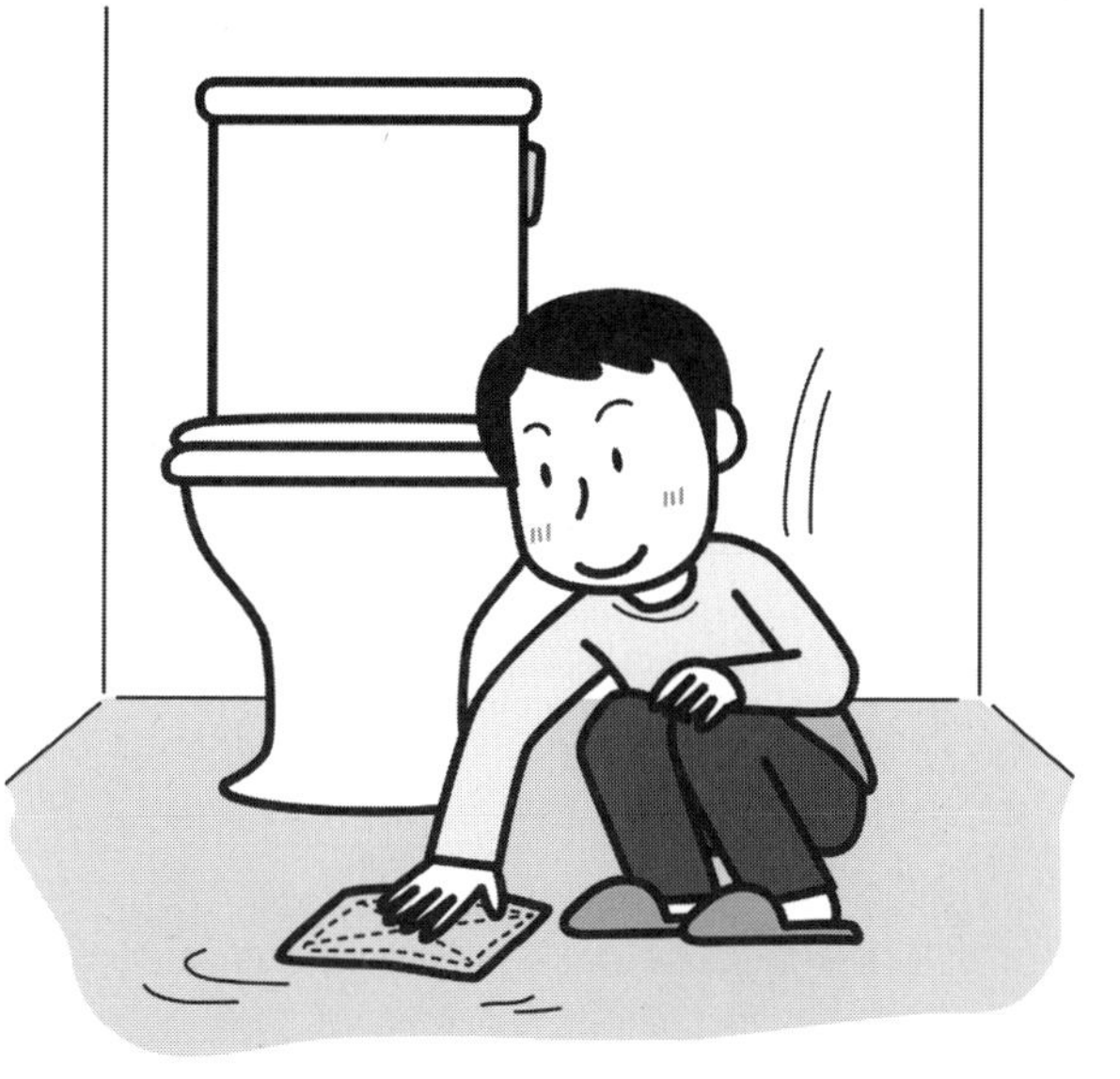

# 3 リモコンをやめてみる

おもな効用　動く機会を増やす　電気代の節約

## リモコンをやめると、体を動かすようになります。

リモコンがあることで、
せっかくの動くチャンスを逃してるんです。
なんてもったいないんでしょう！

たとえば、テレビのリモコンがなければ、
①その場から立ち上がる、②テレビのある場所まで行く
③スイッチを入れる、または、チャンネルを変える

④元の場所まで戻る、⑤元の場所に腰かける
こんなにもの動作があります。
そして、これらは、チリも積もれば山となります。

照明のリモコンも、即刻処分しました。
明るさの調整ができませんが、特に問題もありません。

リモコンがなければ、
リモコンを探すこともありません。
リモコンの電池が切れることもありません。
待機電力もないので電気代の節約にもなります。

リモコンを手ばなすと、健康が手に入るのです。

## ―あれば動かないけど、なければ動く―

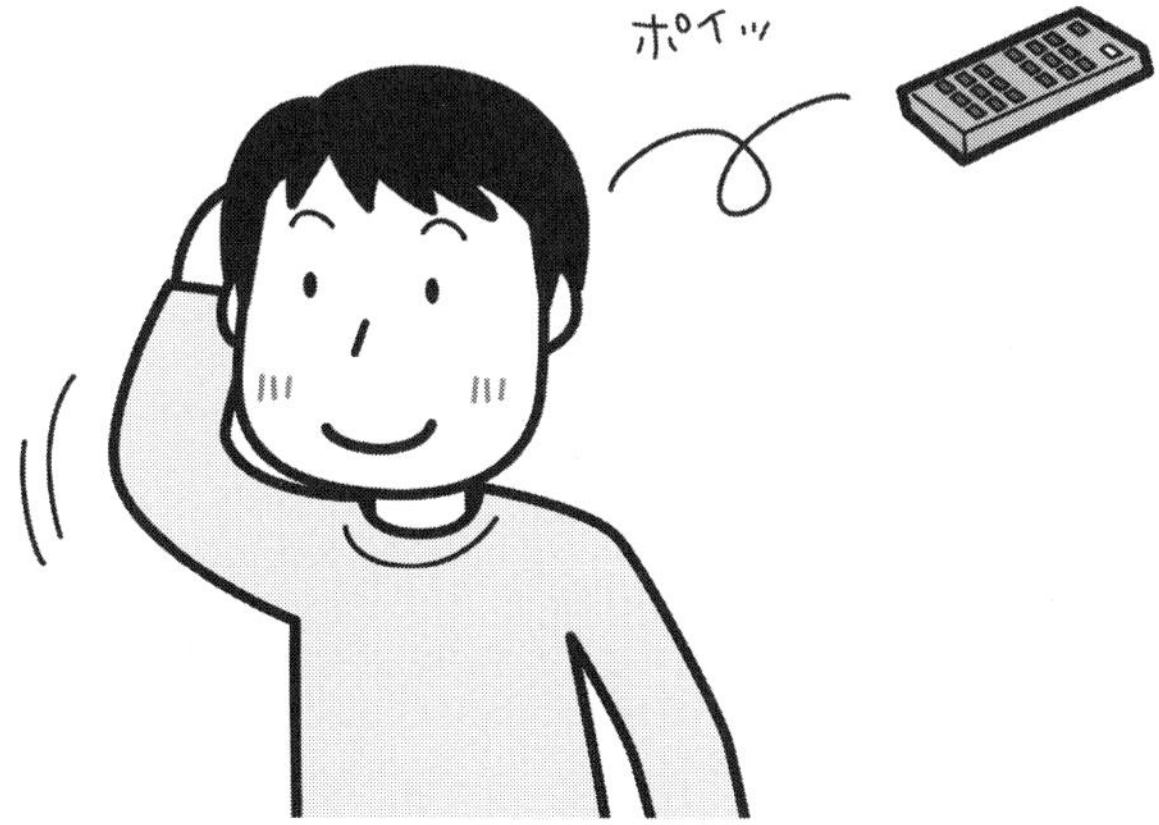

# 4 床に手と足をついて雑巾がけしてみる

**おもな効用**　**足腰の強化　全身運動　電気代の節約**

## 雑巾がけは、スゴい！

特に、床に手と足をついて雑巾がけするのは、
掃除機よりも、断然、部屋がキレイになり、
全身運動にもなり、
まさに一石二鳥。

「雑巾がけダイエット」
なんてエクササイズもあるくらいです。

手を伸ばしたり、引いたりする動作で、

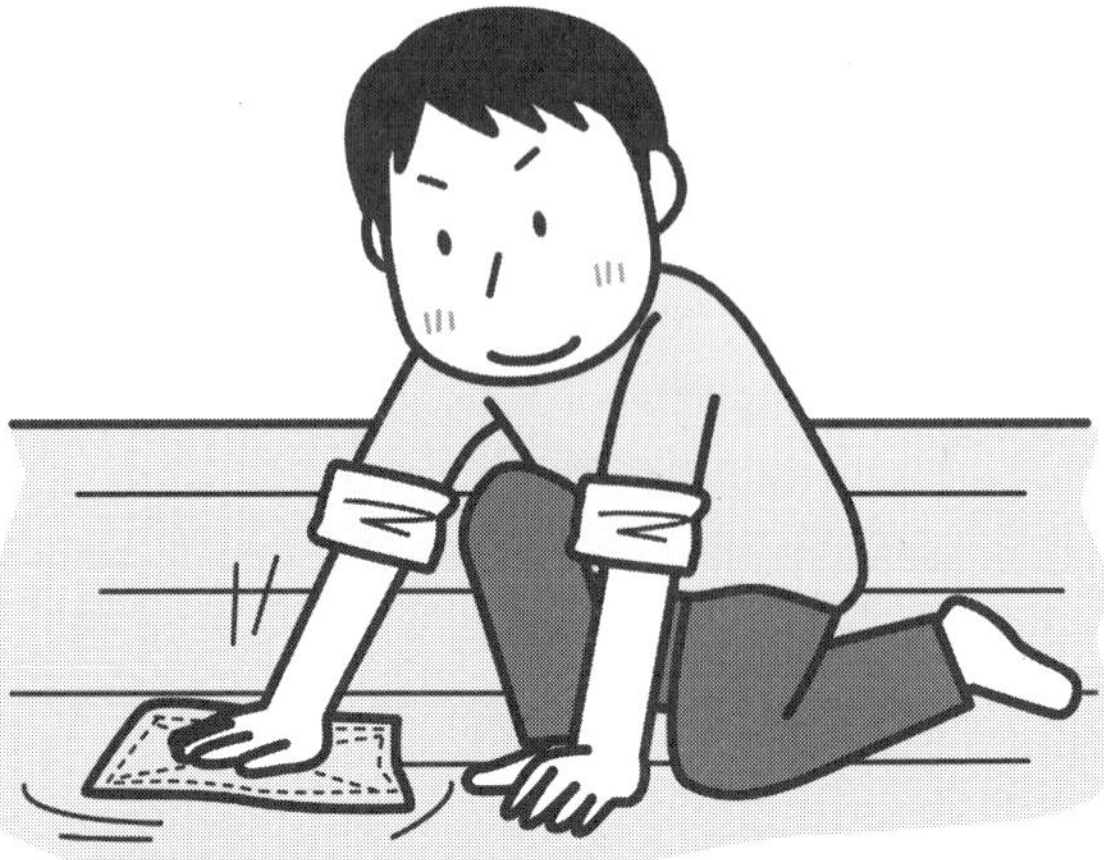

腕、肩、背中、胸、お腹などの
筋肉を鍛えることができます。

手と腕を大きく動かせばより効果的で、
利き手だけでなく、反対の手ですると、
バランスよく筋力アップできます。

さらに、雑巾をしぼるのは、
握力の維持、向上になります。

雑巾がけは、
かんたんでしかも長続きする、
最高の筋力トレーニングです。

## ―雑巾がけで全身の筋力アップ!―

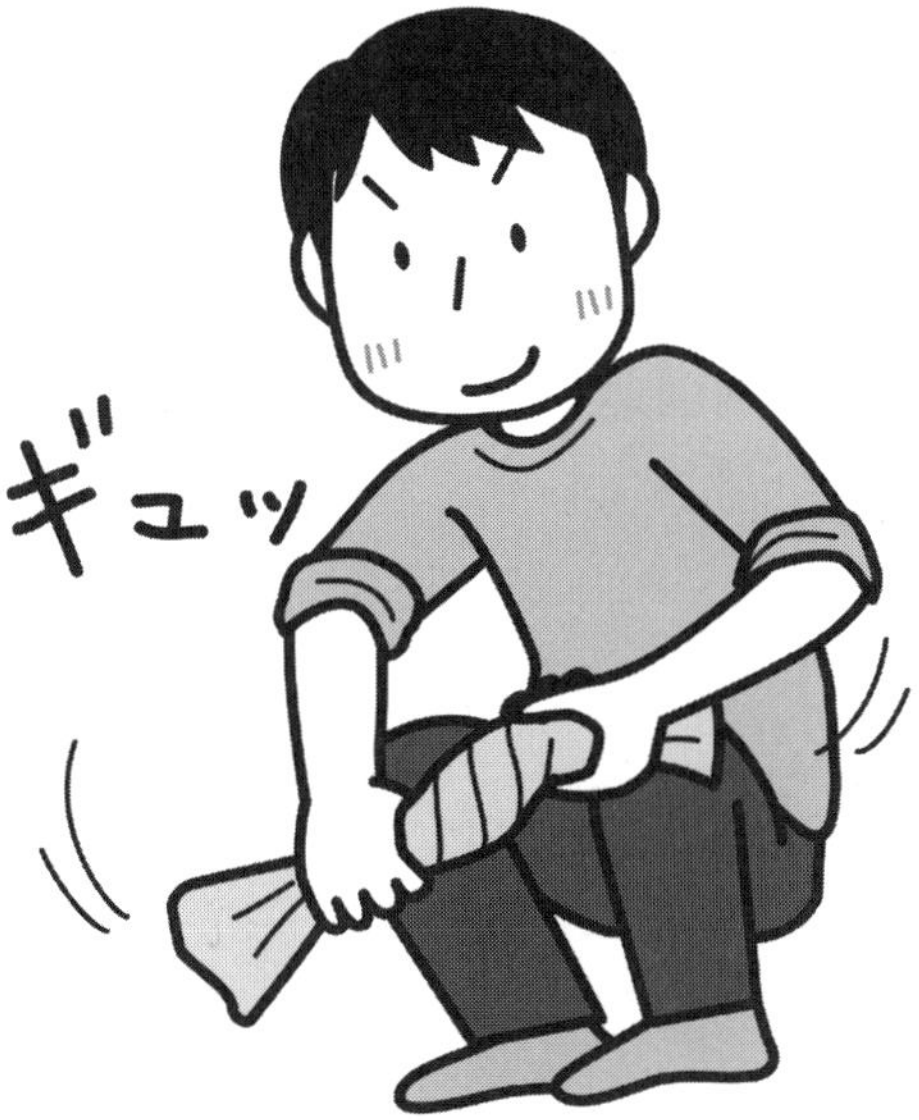

# 5 洗濯機をやめて手洗いにしてみる

**おもな効用**　腕、肩、背中の筋力強化　電気代の節約

## 洗濯をするときに、ちょっとしたものであれば、手洗いします。

くつした、下着、
小さなタオルなどなど。

そのほうが断然早いし、
電気代もかかりません。
全身を使って押し洗いすれば、
腕や肩や背中の筋力強化になり、

絞る動作は、
指の力や握る力を強化します。

洗面台で洗濯すれば、
洗面台ごとキレイになります。
水をためて一気に流せば、
パイプのつまり予防や清掃にもなります。

全部を手洗いせずに、
1枚だけでもあえて手洗いします。
だって**使いたいのは、**
**洗濯機よりも体のほうですから。**

## ─手洗いでフィットネス!─

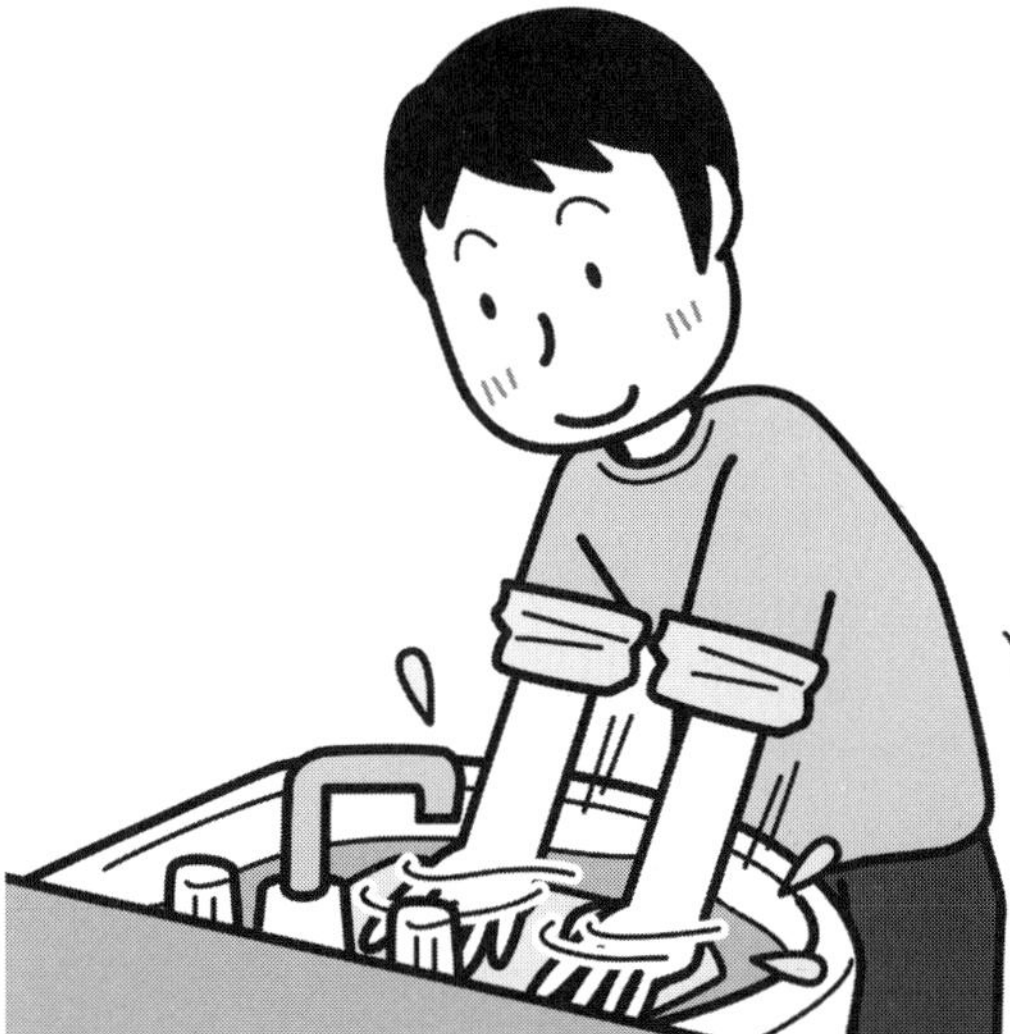

# 6 掃除機をやめてほうきにしてみる

**おもな効用**　自律神経が整う　運気が上昇する　足腰の強化

## 掃除機が壊れたので、思い切って掃除機をやめて新しく、竹ぼうきとちりとりを購入しました。

はじめは、ほうきだけじゃ無理かな？　と不安もありましたが、ノープロブレムでした。

掃除機をやめてみて気づいたのは、
以前よりも静かになったこと。
しかも、ゆっくりとていねいに手を動かしていると、
気持ちがうんと落ち着きます。

掃除には癒しの効果もあるのがわかりました。

部屋がキレイになるだけでなく、
メンタルにもいい効き目があるので、
たとえ汚れていなくても、
毎日、掃除をします。

しかも、汚れる前に掃除をするので、
断然、かんたんで効率的です。

「掃除する」というのは、
「清める」こと。
清められた自分の部屋は、パワースポットなんです。

## ―ほうきとちりとりで心に癒しを―

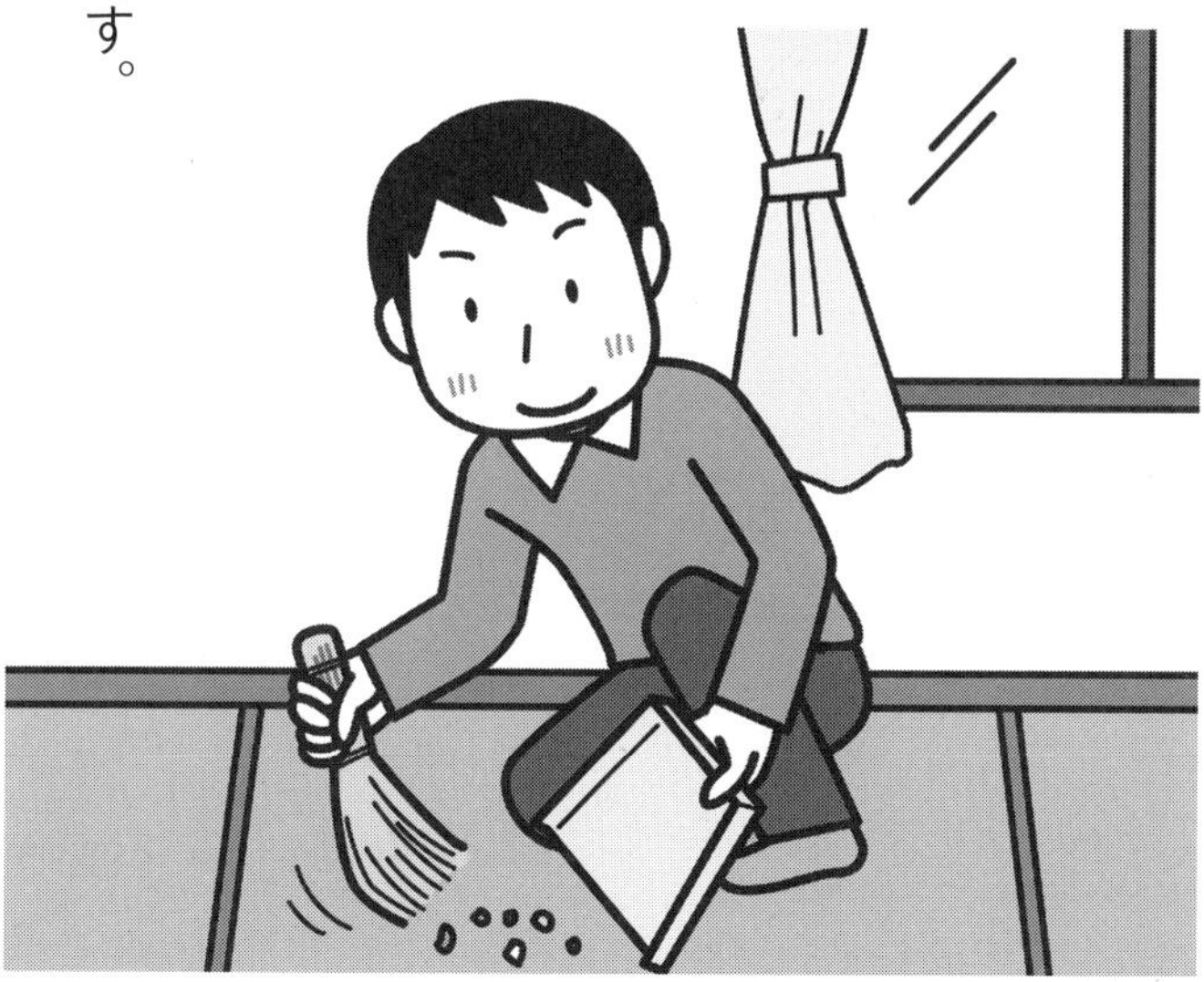

# 7 電車で座るのをやめてみる

**おもな効用**　**足腰の強化**　**ダイエット効果**　**気持ちに余裕が生まれる**

## 電車に乗り込むときに、「どうしても座りたい」と思うと、あわてます。

場合によっては、強引に人を押しのけたりしてしまうこともあります。
ところが、**「座らなくてもいい」と思うと、あわてることなく、落ち着いて行動できます。**

たったこれだけの（気持ちの）違いだけで、
心に余裕ができます。
ほかにも、電車で立つのには、ダイエット効果もあります。

## ―電車で座らないのもお得です―

電車で立つのは、座るときの約2倍以上もの消費カロリーになるという調査結果があります。

電車で立つのは、バランス感覚を養います。
たくさんの筋肉が働いていて、
筋力の維持・強化にもなります。

間接的に、
必要な人に席を譲ることにもなります。

心にいい！　体にいい！　人にやさしい！
そう考えてみれば、
電車で立つのも超お得だと思いませんか。

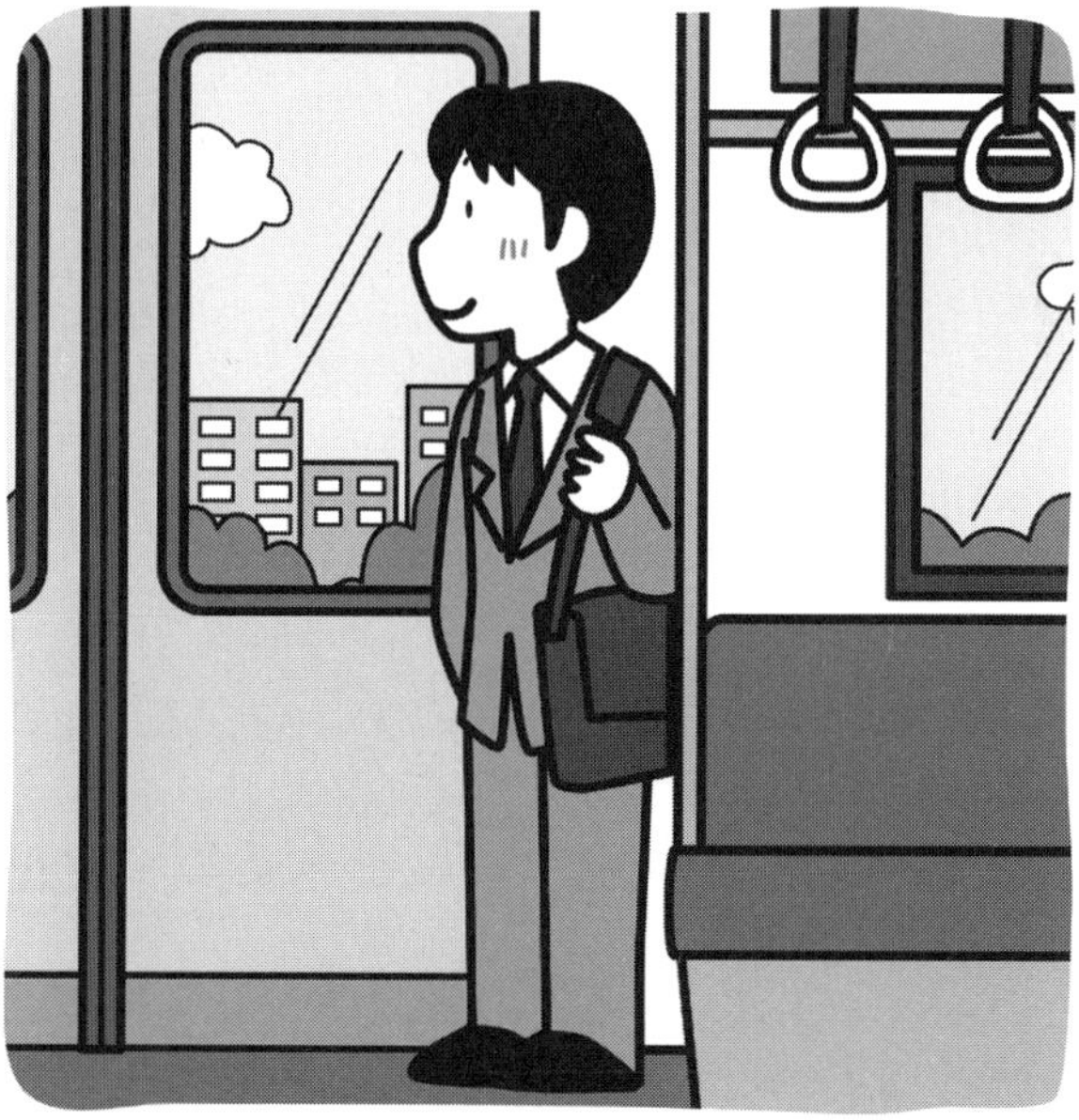

# 8

# 電車をやめて自転車にしてみる

**おもな効用**　**足腰の強化**　**リラックス効果**　**交通費の節約**

## 自転車のメリット。
## あげればもうきりがありません。

健康にいいのはもちろん。
爽やかな風を感じて気分爽快！
電車賃もかからず経済的。

なんといってもあの満員電車から解放される至福のひととき！
ガソリンも使わず、環境にも優しい。
構造が単純だから丈夫で長持ち。

さらにさらに、あの東日本大震災で、
都内の交通が大幅に乱れたときでさえ、
いつも自転車のぼくは、
まったく不便を感じませんでした。
「ドンキホーテから自転車が消えた」というくらいですから。

最近は、自転車専用のレーンがある道路が増えているので、
とても走りやすくなっています。

電車のところをあえて自転車で、
片道2時間以上かけて、仕事に行くこともあります。

そんな最高の愛車にこの場を借りてお礼を言いたいと思います。
「いつも、いつも、ありがとう！」

## ―自転車は、幸せになれる最高の乗り物―

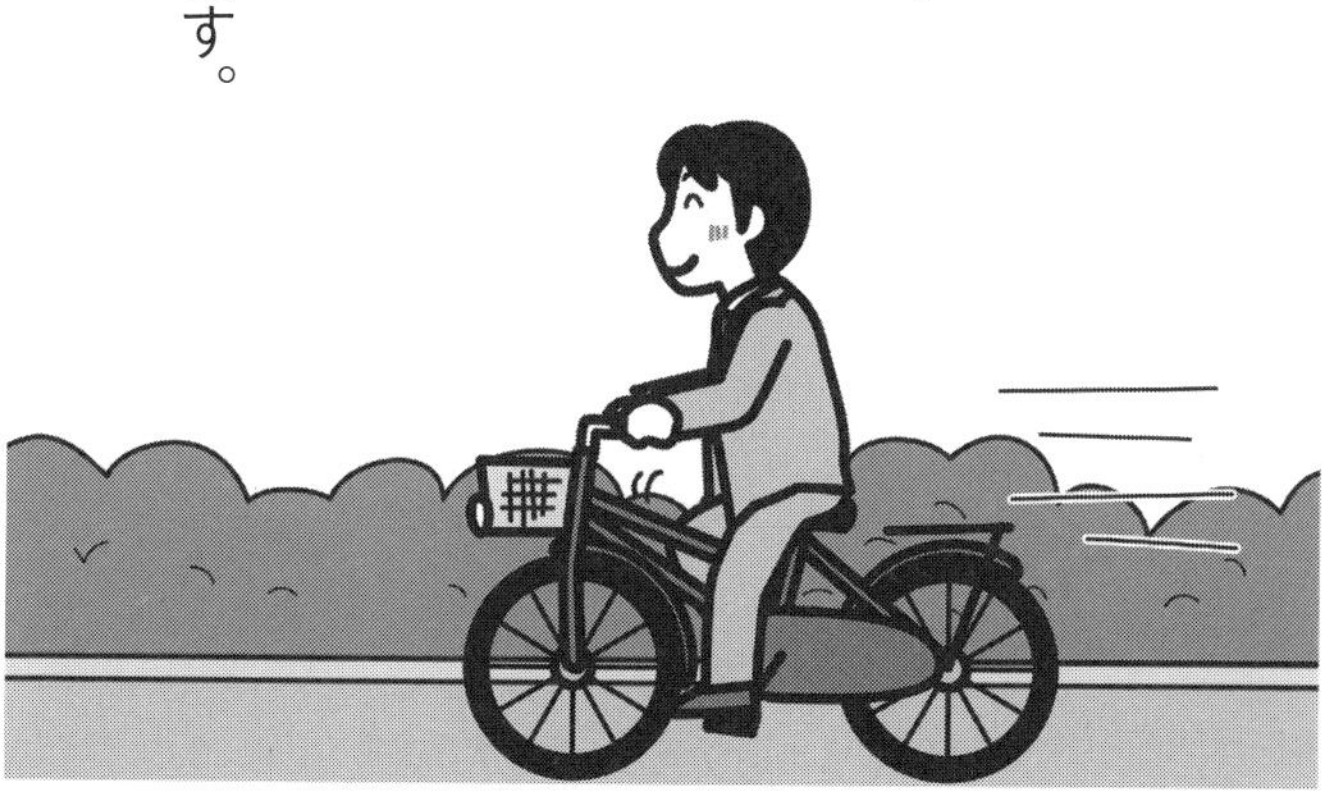

# 9

## 超シンプルライフで頭を使う

# 勇気を出してストックをなくしてみる

おもな効用　脳が活性化する　ものを大切にする

**うちにはストックがありません。**

今あるものを、最後まできれいに使い切ってから、
また買い足せば、充分に間に合います。
食材は、多少割高でもあえて少量ずつ買います。
そうすれば、腐らせて無駄にすることもありません。
また、収納スペースが足りなくなるなんてこともありません。
（というか、ほとんど空間そのものです）

ストックがないので、

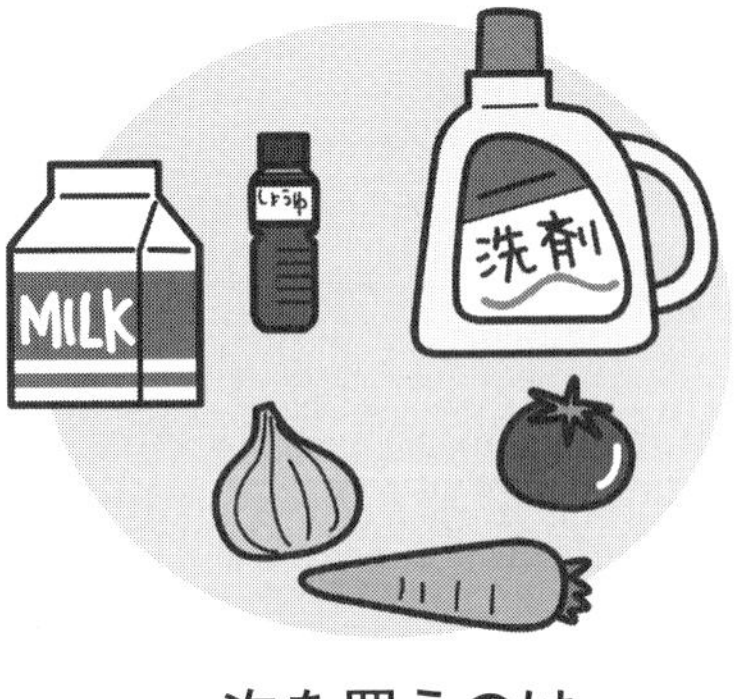


次を買うのは，
使い切ってから！

補充するタイミングは、
いつもアンテナを張り巡らせています。

でも、
なければないで、どうにかなるんです！
先日、味噌を切らしてしまったときに、
ありあわせの食材と調味料で、
極上のスープができました。

ストックは、バイキング（食べ放題）と似ています。
バイキングは、一度に食べられる分が基本中の基本。
どちらも取り過ぎは禁物です。

## ホントは、なくなってもたいして困らない

# 10 なぜ体を動かすのはいいかを考えてみる

**おもな効用**　**やる気になる**　**自信がつく**

## 体を動かすのが健康にいいのは、なぜだと思いますか？

突然、こんな質問されたら、みなさんは、どう答えますか？

「そんなのあたりまえでしょ！」

きっと、そう思いますよね。

でも、でも。驚くような答えがあったんです！

体を動かすと、お腹が空きます。
お腹が空けば、食欲がわく。（いい食事）
体を動かすと、適度に疲労する。
適度に疲労すれば、寝つきが良くなる。（いい睡眠）

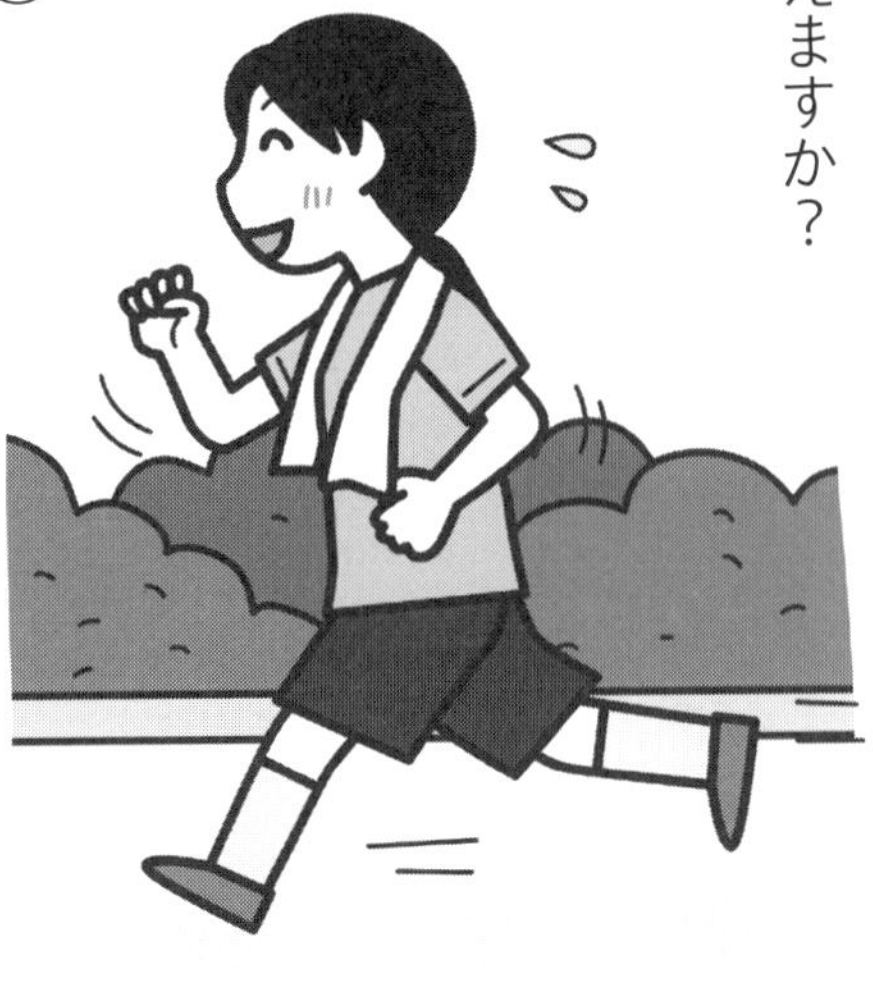

さらに体を動かすと、気持ちがスッキリする。（いい精神）
①いい食事、②いい眠り、③いい精神
この3つに共通の大事なことと言えば……。
そのとおり。体を動かすこと。

だから……、体を動かすのは、健康にいいんです。
「な〜んだあ」、そう思うかもしれませんが、
これまでの正解者は、ゼロです。

**正しい知識の獲得は自信になります。**
**自信がつけば、元気が出ます。**
**元気があれば、体が動きます。**
動けば……、もうおわかりですね。

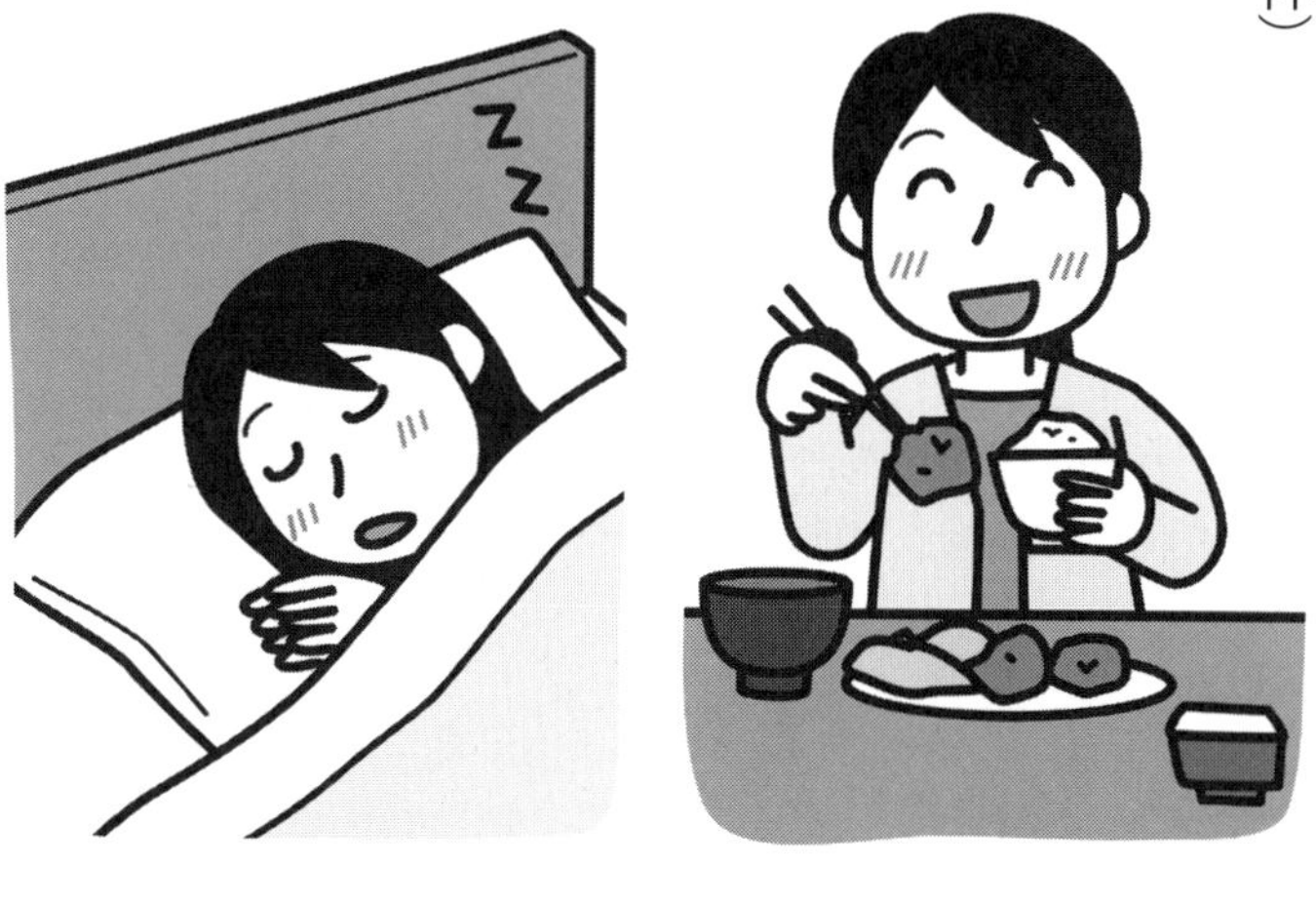


## ─正しく知れば自信がつく─

# 11 自分で料理したものを食べてみる

**おもな効用**　**脳の活性化**　**食費の節約**　**美味しいものが食べられる**

安くて美味しいものはなんですか？
そう聞かれたら、迷わずこう答えます。

「自分で料理したものです」

自分で料理したものは、多少失敗しても愛着があるので、
とても美味しいんです。

自分でつくった料理を、
お気に入りの器にのせれば、

自分だけの高級料理の完成です。

外食したり、
コンビニでお弁当を買うよりも、
ずっと安上がりで体にもいい。

さらに料理は、
複数の作業を同時に行うので、
脳を活性化し、
認知症の予防にもいいのです。

安い！　美味しい！　頭がよくなる！
さあ自分で料理、してみませんか？

## 料理は最高のムーヴメント

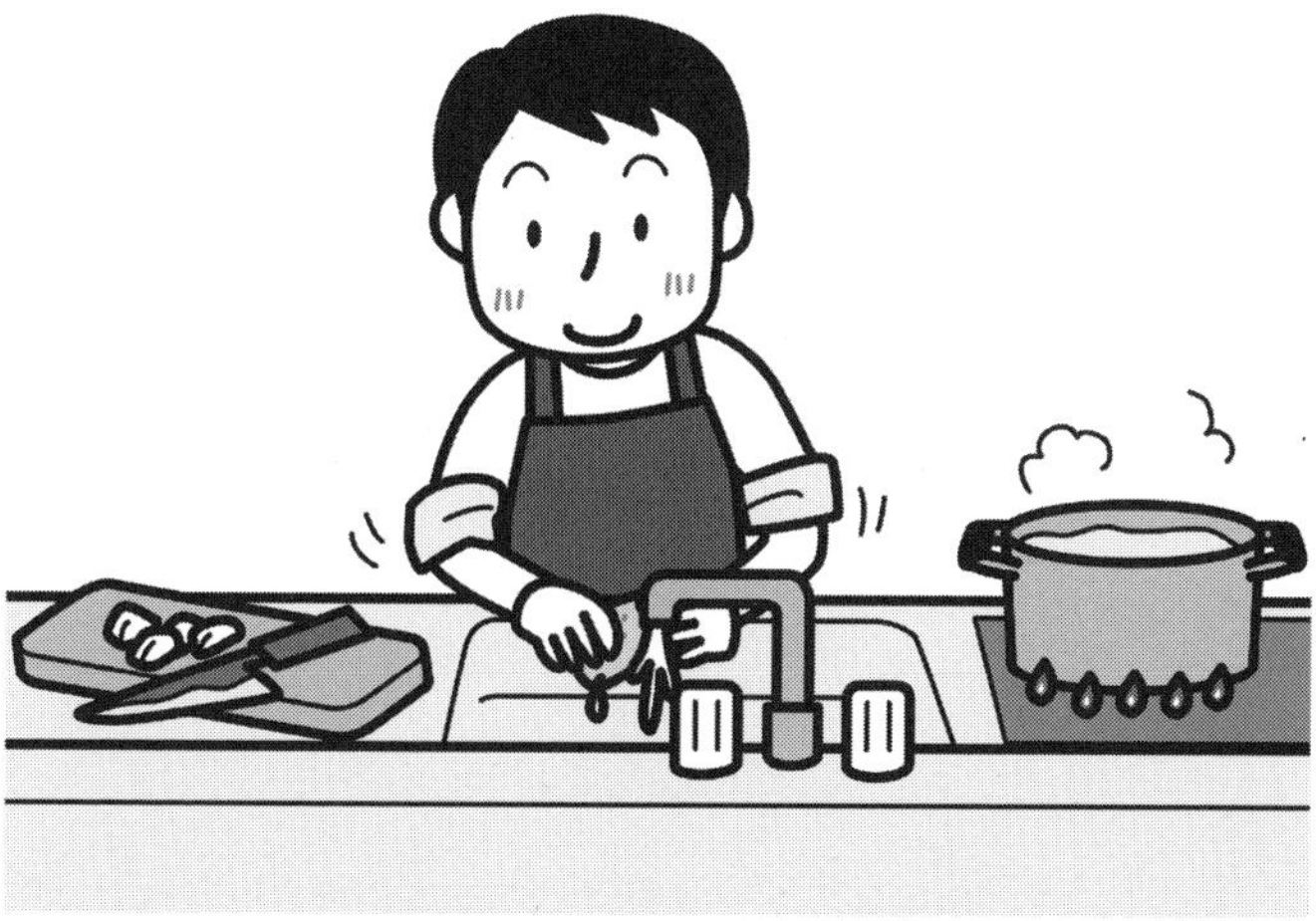

# 12 痛みのしくみを正しく理解してみる

おもな効用　痛みや不快が緩和される　気持ちが楽になる

## 原因不明の足のしびれが1か月くらい続いたので、ちょっと心配になって病院で診てもらいました。

果たして、レントゲンの結果は……。

「異常なし、しびれはすぐになくなる」

ということで、ほっとひと安心でした。

不思議なもので、その直後から、
まるでうそのようにしびれはなくなりました。
実は、まさにこれが、痛みが消えるしくみだったんです！

## ―正しい知識はクスリより効き目がある―

ある医療の専門家によれば、
痛みから抜け出すには、
痛みから意識をそらすことが大切。
痛みのメカニズムについて、
正しく知識を得ることが有効である。
と言います。

「安心したら急に楽になった」
というのは、実際によくある話です。

痛みをなくすには、
痛みのしくみを正しく知る。
そんな魔法のクスリもあるのです。

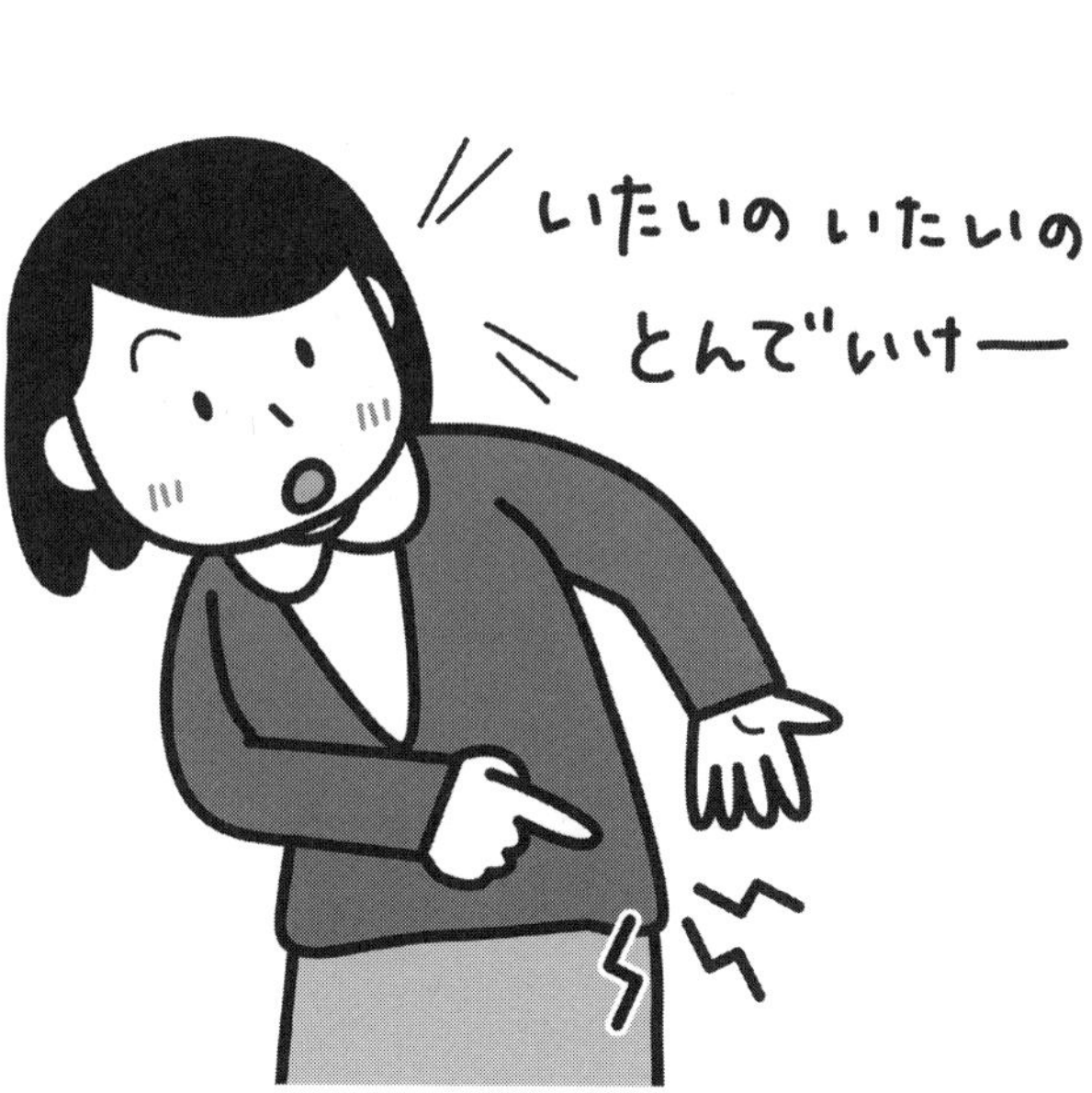

# 13 部屋をキレイにしてみる

**おもな効用**　**脳の活性化**　**作業の効率アップ**　**会話が楽しくなる**

## 部屋の中と頭の中は同じです。
## 部屋がキレイな人は、
## 頭の中も整理できている人です。

部屋がきちんと整理されていれば、
使いたいものが
使いたいときに
使いたい状態で
すぐに出てきます。

これまさしく、
頭の回転が速いのと同じ。

お笑い芸人の千原ジュニアさんは、
「あ、あの話は二番目に入ってるなって、
すぐ出てくる人がおもしろい人」
と言います。

部屋も頭の中も、
掃除したり、
整理したり、
片づけたり、
キレイにするのが大切です。

## ―掃除をすると、頭がよくなる！―

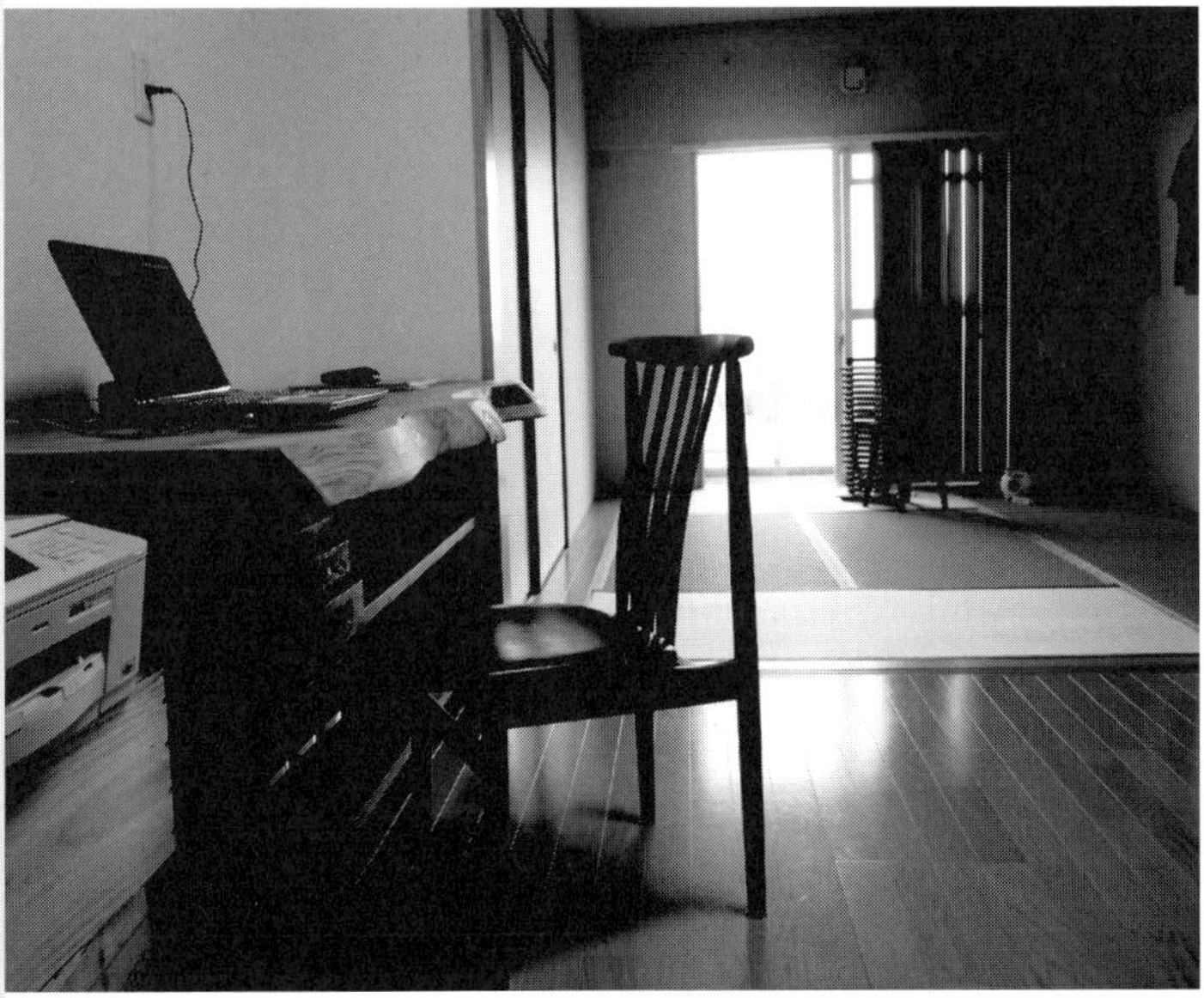

# 14

# あいさつする意味をよく考えてみる

**おもな効用**　**あいさつが気持ちよくなる**　**言動に自信がつく**

## 若い頃、あいさつするのが苦手でした。

あいさつは、なんだかドキドキするし、
それに、勇気がいるし。
どうしても、あいさつは気持ちいいなんて思えませんでした。
でも、最近、こう思います。

あいさつは、(自分が) しなかったときよりも、
(他人から) されなかったときのほうが、
無視されたようで悪い印象が残ります。

特に集団では、ひとりでもあいさつをしない人がいると、
全体のムードが悪くなります。
全体を明るいムードにするには、
あいさつは、一番手軽でかんたんな方法です。
全体のムードがよければ、
働きやすい（活動しやすい）のは、自分なんですから。

情けは人のためならず、ということわざがあります。
情けは人のためではなく、
巡り巡って自分に返ってくるのだから、
誰にでも親切にしたほうがいい、という意味です。

そう。つまり、「あいさつは人のためならず」です。

―あいさつは巡り巡って自分に返ってくる―

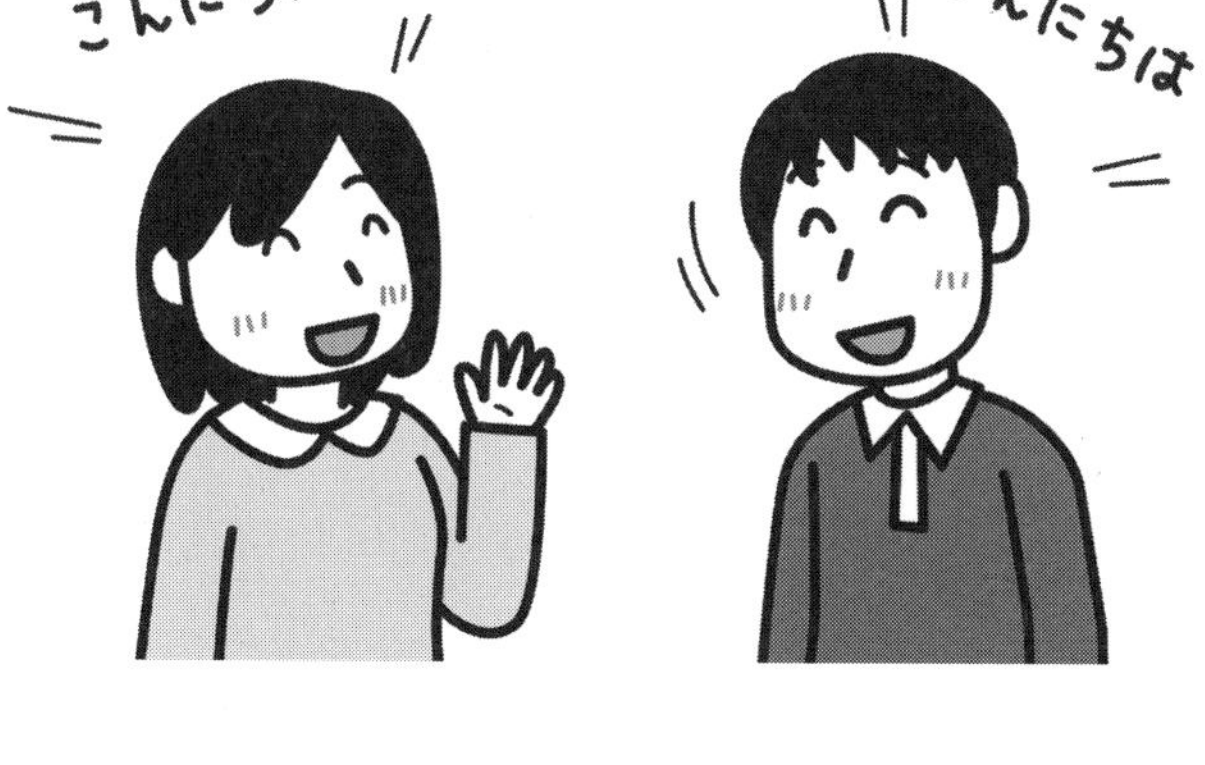

# 15 年賀状を手書きにしてみる

おもな効用　脳が活性化する　姿勢改善　集中力アップ

## 年賀状を手書きにしてみました。

全部書き終えたら、もうくたくたでした。

パソコン、ワープロがない時代は、すべて手書きだったはずなのに……。

でも、あらためて、手書きのよさがわかりました。

手書きは、全体のバランスを見ながら書くので、背すじを伸ばすようになります。（姿勢改善）

また、誤字脱字に気を付けます。（集中力アップ）

さらに全部書き上げたときには、達成感があります。
ていねいに書くので気持ちが落ち着きます。

ペン講師の阿久津直記さんによれば、
（真っすぐな線を書こうとする）速度、
（始点と終点を確認しながら、線の位置を決める）イメージ。
この速度とイメージが、丁寧に書くことである。と言います。

**字を書くというのは運動で、**
**運動を考えるのに必要なのは思考です。**
つまり、字を書くのは、
頭にも体にも効く、まさに一石二鳥の運動です。
年賀状1枚だけでも、手書き、どうですか？

## ─字を書く行為は運動と同じである─

# 16 いさぎよくあきらめてみる

**おもな効用**　**けがを予防する**　**気持ちに余裕が出る**

## 高齢者がけがをする一番の原因、何だと思いますか？

それは、「急ぐ」、「あわてる」、ときです。

実際に見た話ですが、
お年寄りがあわてて電車に飛び乗ろうとして、
階段で思いっきり転倒していました。

つまり、**けがの原因は、**

**体力の低下よりメンタル面**なのです。

でも、考えようによれば、
メンタル面が原因なら、防ぎようもある、ってことです。

「電車の発車ベルが鳴ったら、いさぎよくあきらめる」

そう思えば、あわてなくてすみます。

けがをして病院に行く、
その、時間と医療費のことを考えたら、
いさぎよくあきらめるほうがよっぽど得。
そう思いませんか？

## けがを防ぐのは、あきらめが肝心

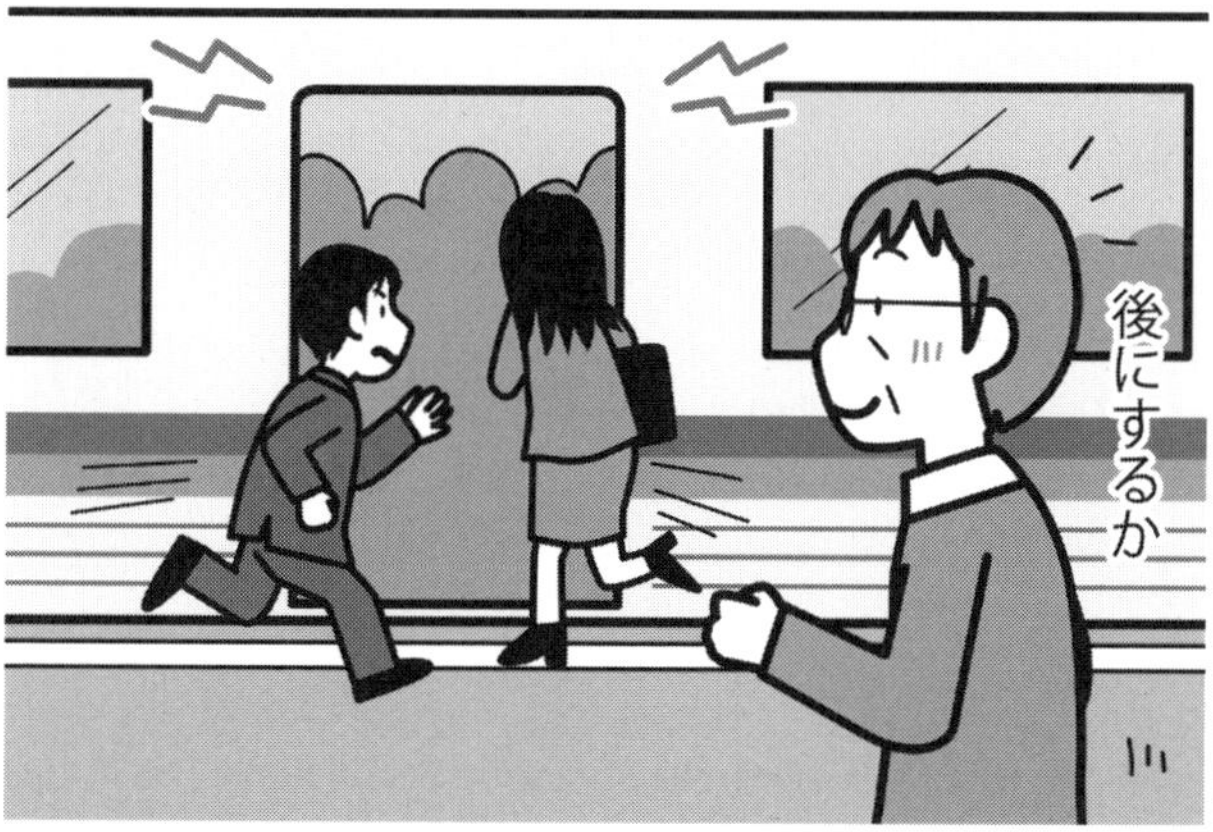

# 17 あえて不便なほうを選んでみる

**おもな効用**　心身機能の維持、向上　脳の活性化　快適な暮らし

ごはんは、保存せずにその都度炊く。
お盆がないので、
ひとつずつ手で運ぶ。

脱いだ靴は、
またすぐに履く靴でもすぐに下駄箱にしまう。
少量の洗濯は、
洗濯機を使わずに、手洗いする。
エレベーターがあっても、
階段を使う。

そうです。
ぼくはあえて不便を楽しんでます。
なぜなら、**生活することで、**
**体を動かしたい**と思うから。

そんなふうだから、
効率が悪いとか、
余計に時間がかかるとかで、
あまりイライラを感じません。
むしろ、**心身機能を余計に使えて、**
**ラッキー**なぐらいです。

そうです。不便は健康のチャンスなんです！

## ―不便は心身の健康のもと―

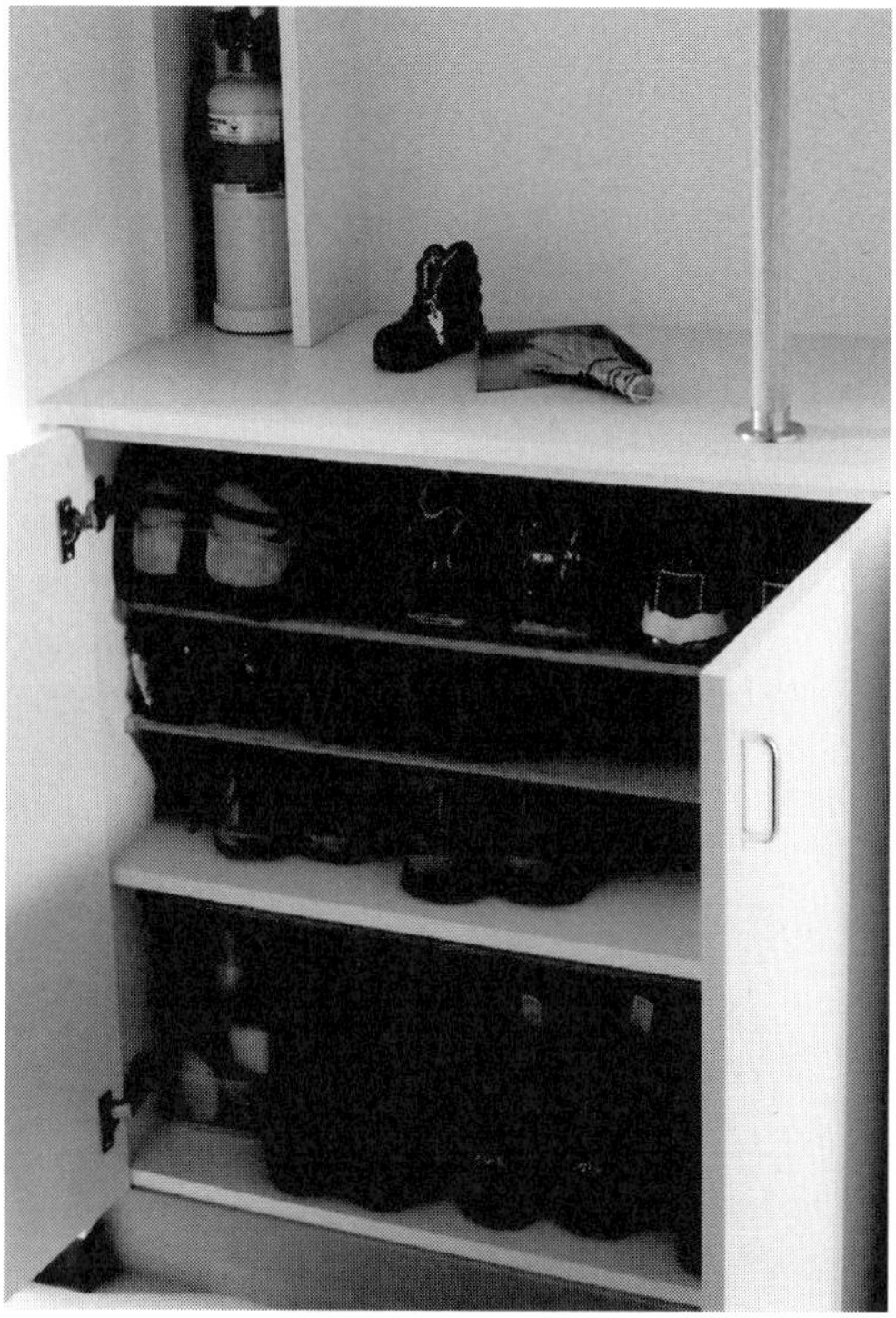

# 18 キレイより使いやすさを優先してみる

**おもな効用**　部屋が散らからない　作業効率のアップ　ものがなくならない

## 最近、ものを探さなくなりました。不要なものがなくなると、ものがなくならなくなるからです。

考えてみてください。ものを探さない暮らしを。
想像以上にものすごく快適です。

まだ、うちにものがたくさんあったころに、
家の鍵をどこに置いたか忘れて、部屋中を探し回ったことが、何度かありました。
もお、あせるし、ドキドキするし、イライラするし。
でも、今は、そんなこともなくなりました。

『〝収納のチカラ〟で快適な部屋に！　おうちデトックス』（大和出版）の著者で、収納インテリアアドバイザーの大橋わかさんは、
「たとえ見た目がキレイでも、
何がどこにあるかわからなければ
意味がありません。
使いたいモノが使いたいときに
使える状態で出てくるのが何よりも大切。」
と言います。

**大事なのは、キレイよりも、使いやすさ。**
あまり神経質になる必要はありません。
だって、**使いやすければキレイ**ですから。

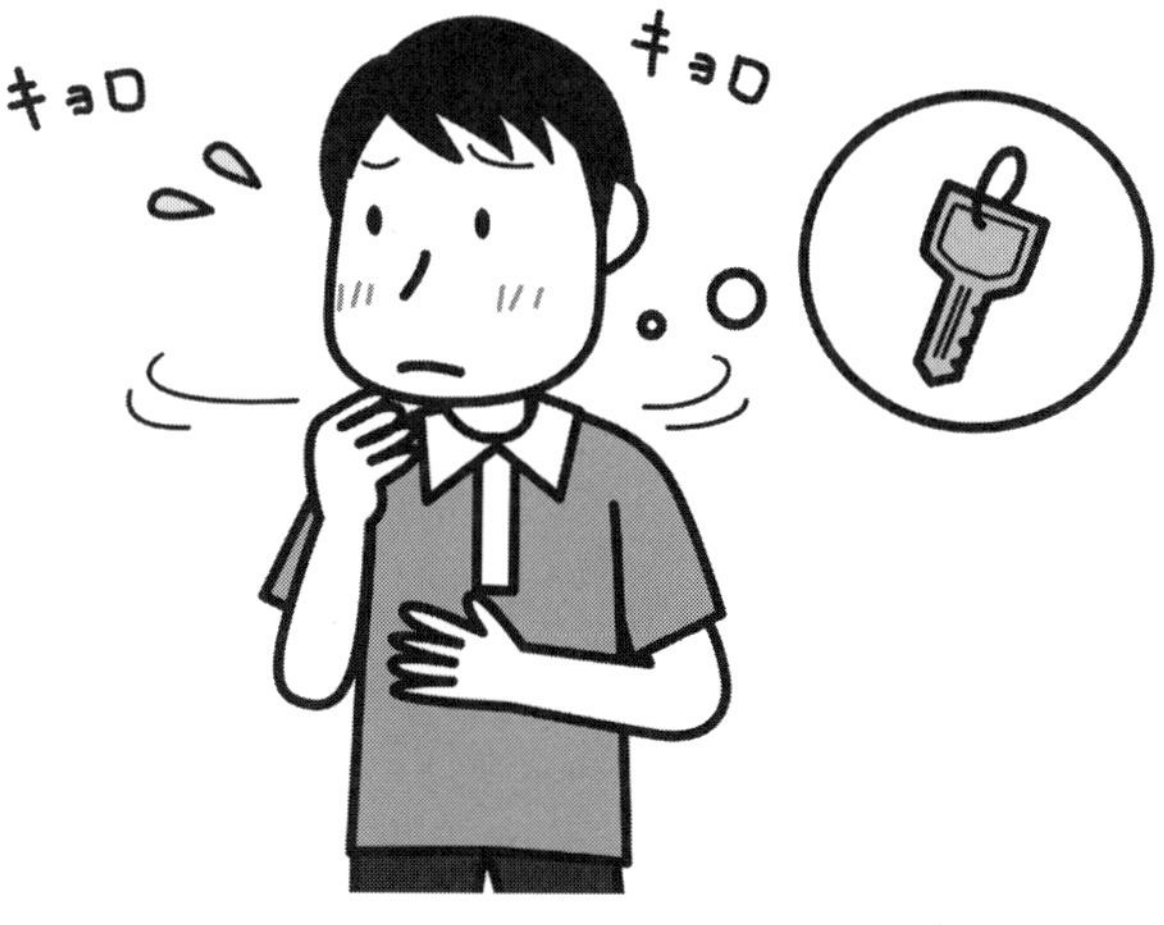


## ―キレイの極意は、使いやすさにあり―

19

# 部屋からゴミ箱をなくしてみる

**おもな効用**　脚力の維持、向上　気持ちが落ち着く　部屋がキレイになる

## うちの部屋にはゴミ箱がありません。

ゴミ箱がないので、
部屋にはゴミがたまりません。
ゴミ箱のない部屋は、
スッキリしていて、とても快適なんです。

うちの唯一のゴミ箱は、
玄関の収納棚の中にあります。

ゴミを見つけるたびに、

そこに直行です。

といっても、
狭いうちなので、
たった数歩の距離です。

でも、毎日繰り返すので、
マメに体を動かすのが習慣になりました。

最近は、
ゴミ捨てが、
もっと楽しくなるように、
お気に入りのゴミ箱を探しています。

## ─ゴミ箱がなければ、ゴミもない─

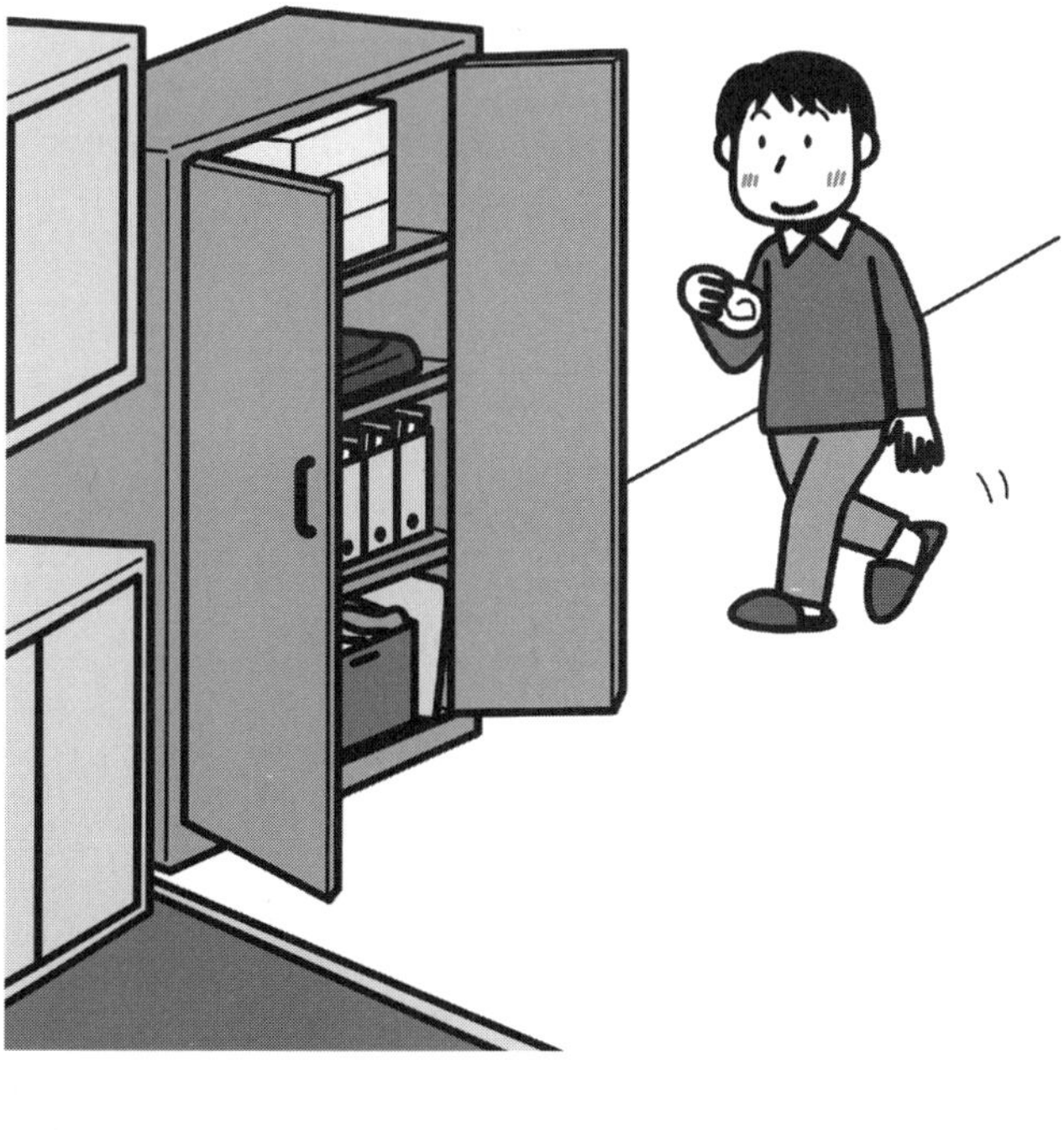

# 20

# 「使ったらすぐ戻す」を徹底してみる

**おもな効用**　**作業効率のアップ　ものがなくならない、散らからない**

キッチンが狭いので、
すぐにもので一杯になってしまいます。
そこで思いついたのが、
使ったらすぐに元の場所に戻す、を徹底すること。

包丁も、まな板も、調味料も。

たとえあとでまた使うものであっても、
使ったらすぐに戻します。

その結果以前よりも、
圧倒的に作業効率がアップしました。

いつの間にか
その習慣が身に付いてしまい
部屋中のものはすべて、
いつも定位置でスタンバイするようになりました。

ものを探す手間がなくなり、
時間の節約にもなりました。

**ものが大活躍する秘訣は、**
**いつも定位置にいること**です。

―ものも自分の居場所に戻るのがベスト！―

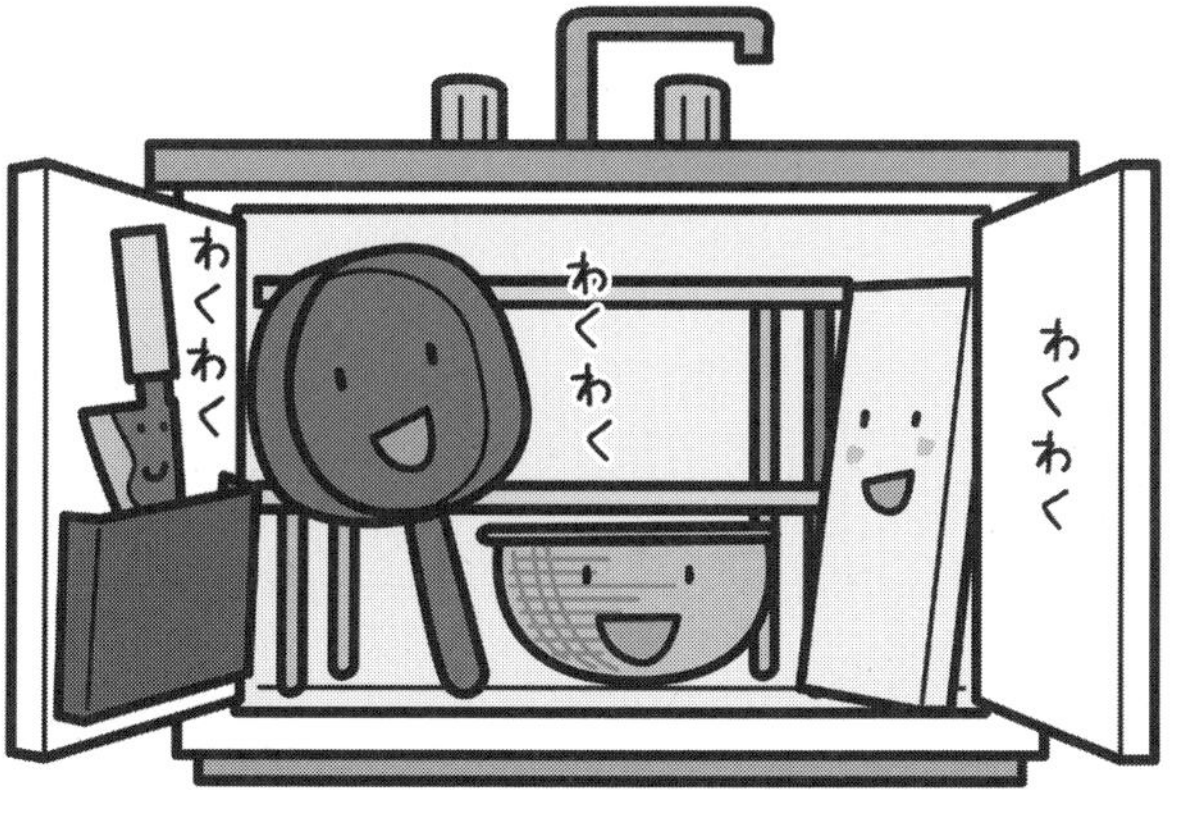

# 21 思い切っていらないものを捨ててみる 1

おもな効用　作業効率のアップ　ものを大切にする

## 持たない暮らし、をしています。

ものがない暮らしって、
まるで自然の中にいるみたいです。

余計な音もしなくて静かだし、
鳥の声が聞こえるし、
何より時間がゆっくりと流れている気がします。

テレビ、掃除機、エアコン、携帯電話……、
ふつうはあるはずのものが、

うちにはありません。

理由はいたってシンプルです。
**あれば便利かもしれないけど、**
**なくても困らない**から。

「ふつうの家にはあるものだから……。」
という理由だけで、自分の家にあるものは、
本当は自分には必要ないものなのかもしれません。

**不要なものがなくなれば、**
**必然的に大切なものだけが残ります。**
それこそがものを大切にする秘訣です。

## 捨てることで大切なものに気づく

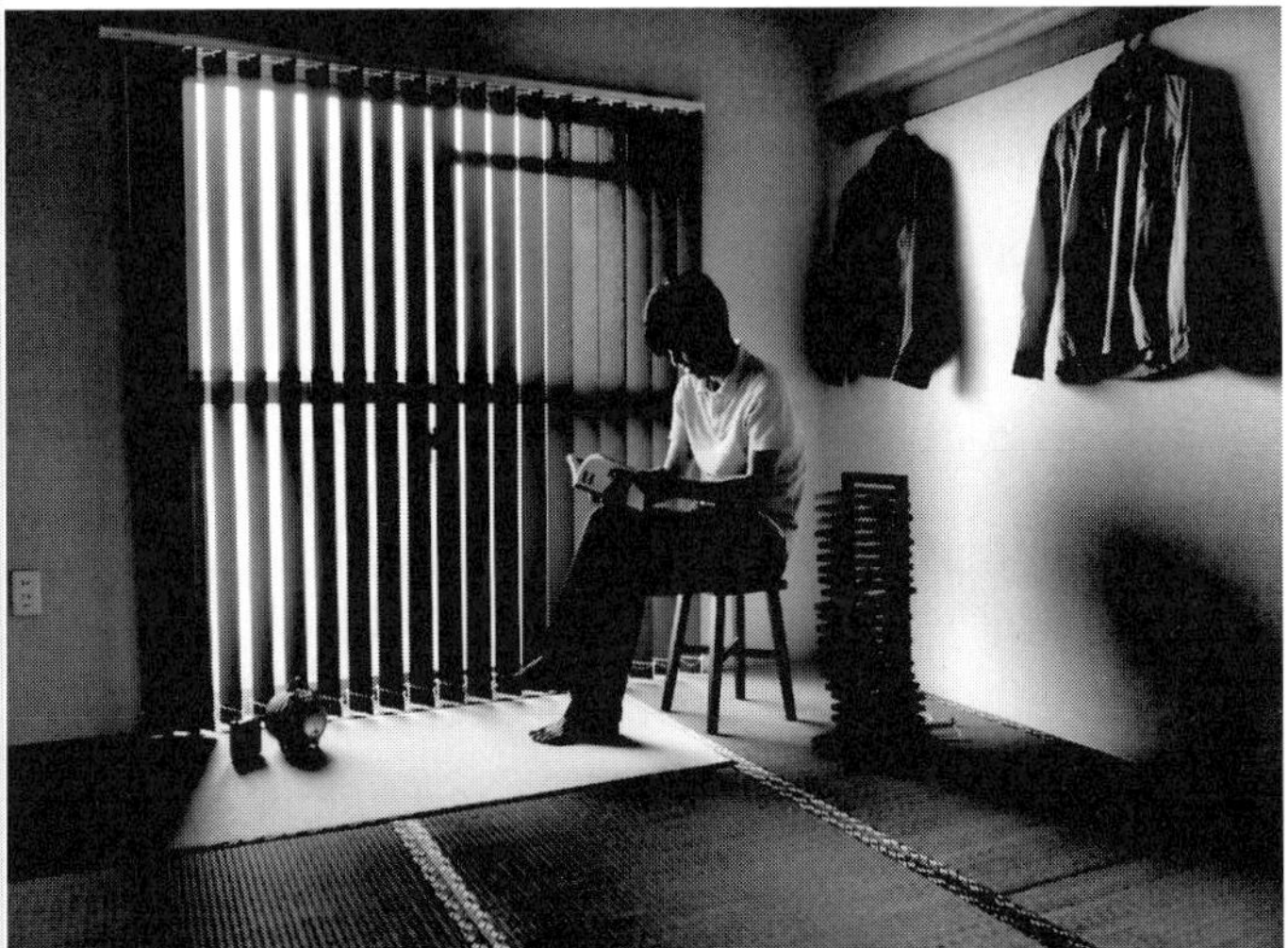

## 22

# 思い切っていらないものを捨ててみる 2

おもな効用　部屋が美しくなる　ものの価値が上がる

**思い切っていらないものを捨ててみると、それだけで部屋中の美観がアップします。**

キッチンの上に収納棚があります。
そこに置いてあるのは、

鉄瓶がひとつ。
陶器のビアグラスがひとつ。
お茶碗がふたつ。
たったそれだけです。

自分で言うのもなんですが、
そこは、まるで美術館のようです。
鉄瓶も、ビアグラスも、お茶碗も、
すべてが最高のインテリアに大変身です。

片付けのルールによれば、

「見せる収納は一割」

全体の空間の一割にものを収納すると、
見た目が美しく、スッキリする、といいます。

つまり、九割は空間です。

いらないものを捨てるのは、
あらゆるもののランクを上げる魔法です。

## ―捨てれば、もののランクがアップする！―

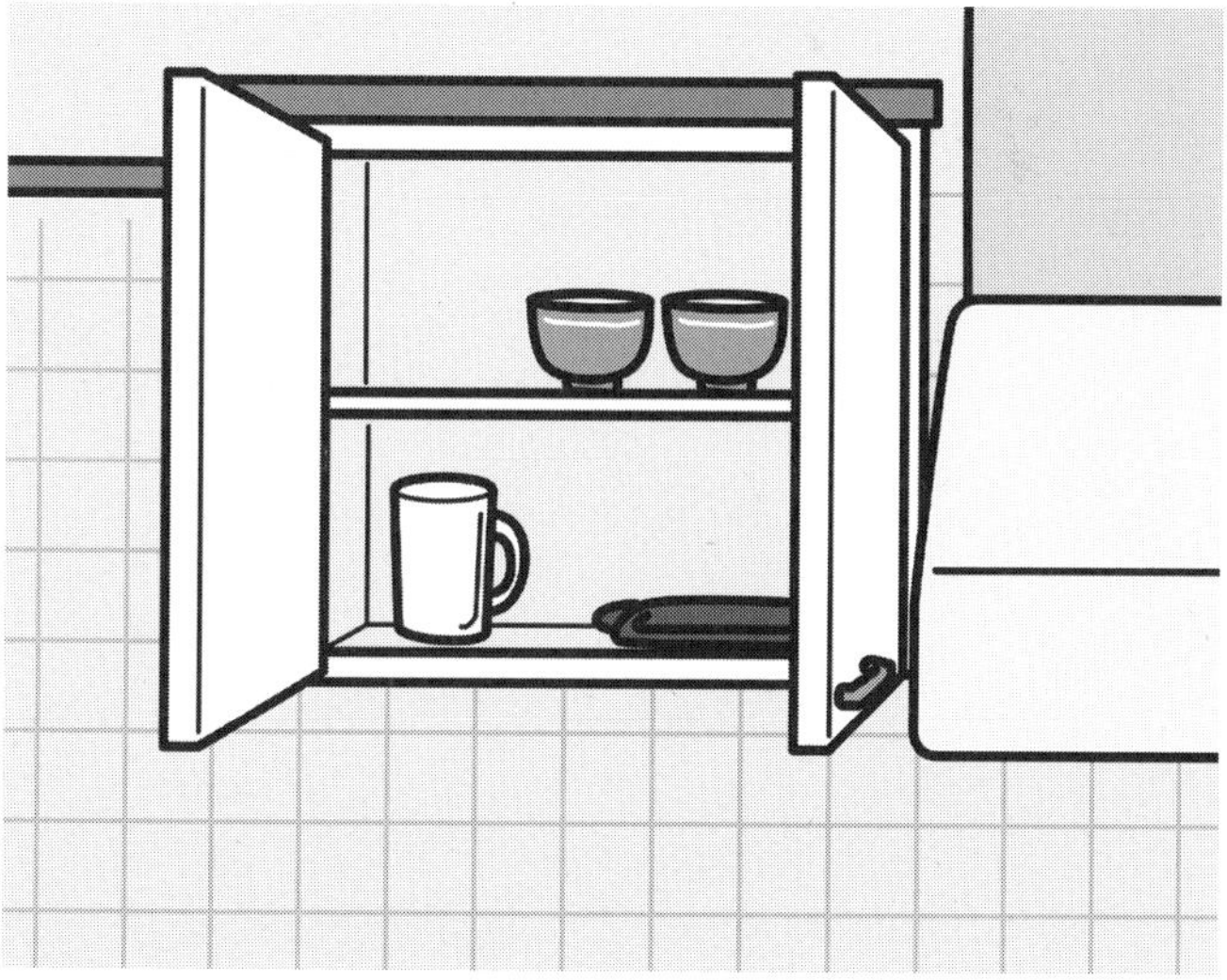

# 23

超シンプルライフで心を癒す

# キッチンをピカピカに磨いてみる

**おもな効用**　**腕、肩、背中の筋力強化**　**運気アップ**

## キッチンには、何もものを置いていません。

キッチンは、いつもピカピカにしておきたいので、磨きやすさを優先するからです。

キッチンには凹凸があるので、その形状にあわせて手が動きます。
なので、微妙に手の動かし方が変わり、
いろいろな筋肉を使います。

磨くコツは、
右手と左手を使い分けること。
そうすることで隅々まで手が行き届きます。

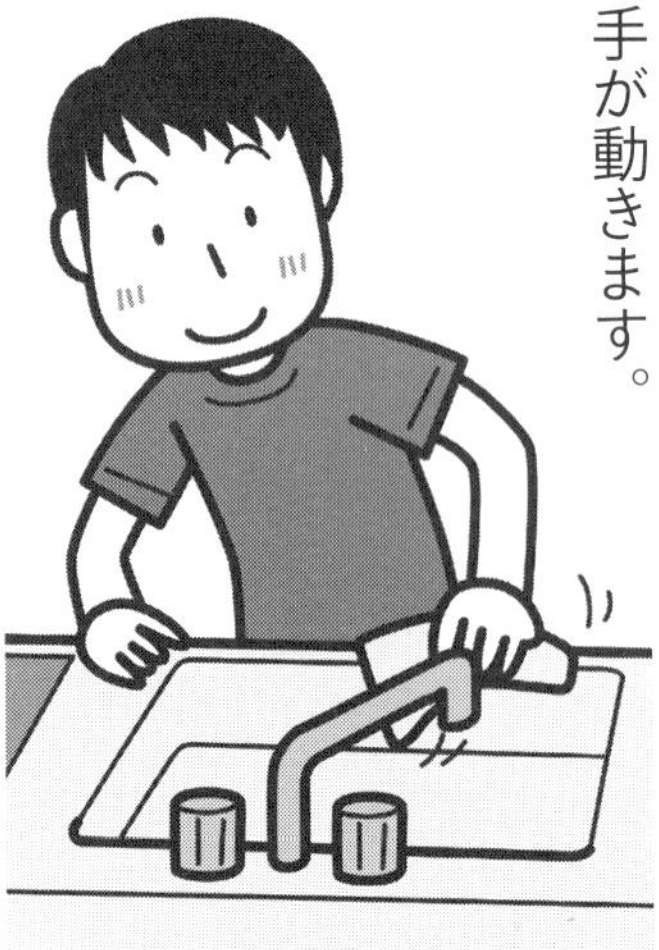

右手も左手も使えば、
体の左右のバランスを整えるのに効果的です。

『運を呼び込む　神様ごはん』（サンクチュアリ出版）の著者である、
開運料理人のちこさんは、

「台所を〝聖域〟だと思ってみる。
聖域だと見立てたところに、
神様は降りてくる」
と言います。

うちのキッチンもピカピカに磨きますから、
〝神様の降臨〟お待ちしてます！

## ―幸運はキッチンからやってくる―

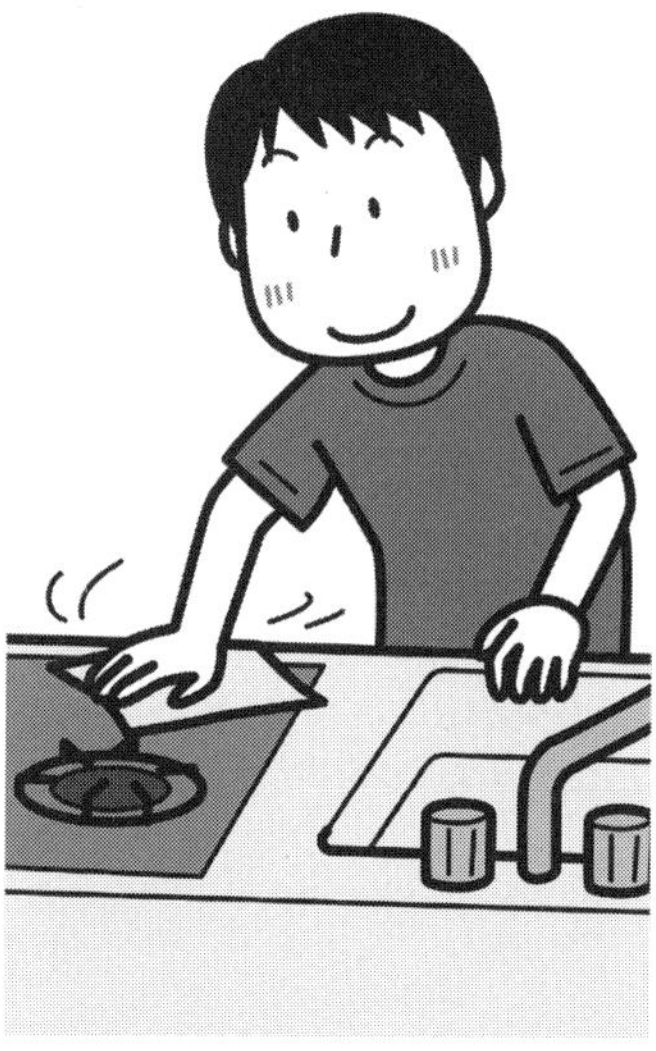

# 24

# ちょっとだけ早起きしてみる

**おもな効用**　睡眠の質がよくなる　生活にメリハリがつく

## 居眠り9割、
## あとはスマホか新聞、雑誌
## これ朝の通勤電車でよく見かける光景です。

通勤電車は、寝ている人が圧倒的多数なんです。
寝不足なのかなあ、せっかくの時間がもったいないなあ
そんなふうに思ってしまいます。

昔から、早起きは三文の徳と言います。
早起きは、三文どころか、もっとたくさんの徳があります！

# ―早起きは三文の、その千倍の徳―

早起きすると、夜寝つきがよくなります。
つまり、
睡眠の質が改善します。

早く寝れば、
夕食も少量ですみます。（ダイエット効果）
早起きは、
朝の忙しい時間にも余裕ができます。
仕事もはかどります。
早朝は、空気が澄んでいて神聖な雰囲気があります。
そういえば、枕草子も、「冬はつとめて。*」です。

＊早朝。

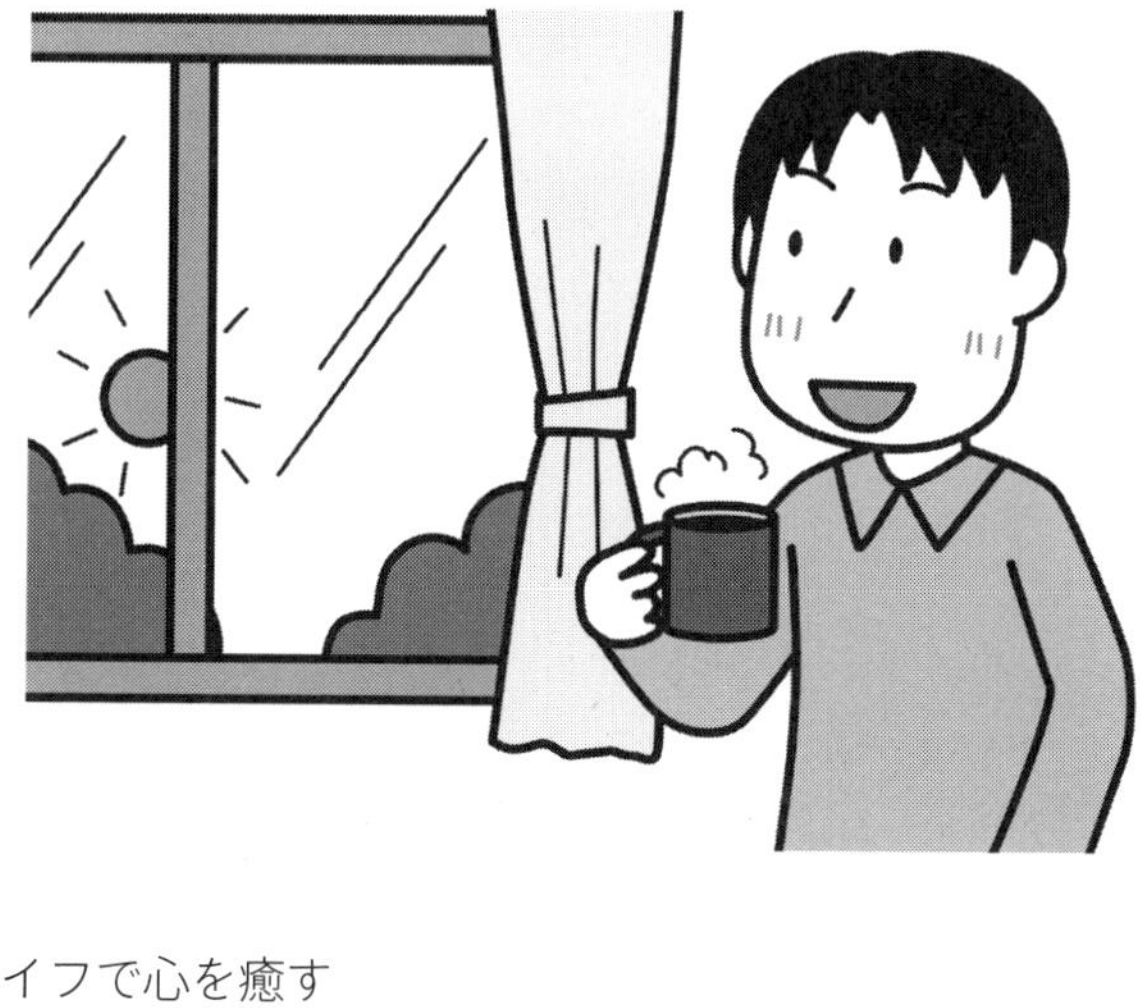

# 25

# とりあえず感謝してみる

おもな効用　元気になる　病気を遠ざける

## 健康に大事なのは感謝です。

では、感謝の反対の言葉、なんだと思いますか？
5秒間だけ考えてみてください。
5秒前、4、3、2、1。

答えは、あたりまえ。

なんでもあたりまえだと思ってしまうと、感謝しなくなります。

では、誰にでもかんたんにできる感謝のコツ、なんだと思いますか。

それは、**なんでもあたりまえだと、思わないこと。**

食べものがある。
空気がある。
水がある。
自分がいる。
生きている。

実は全部、あたりまえじゃないんです。
ねっ、そう思えば、かんたんに感謝できそうでしょ。
感謝があれば……、
もう元気です！

## —感謝は健康の秘訣です—

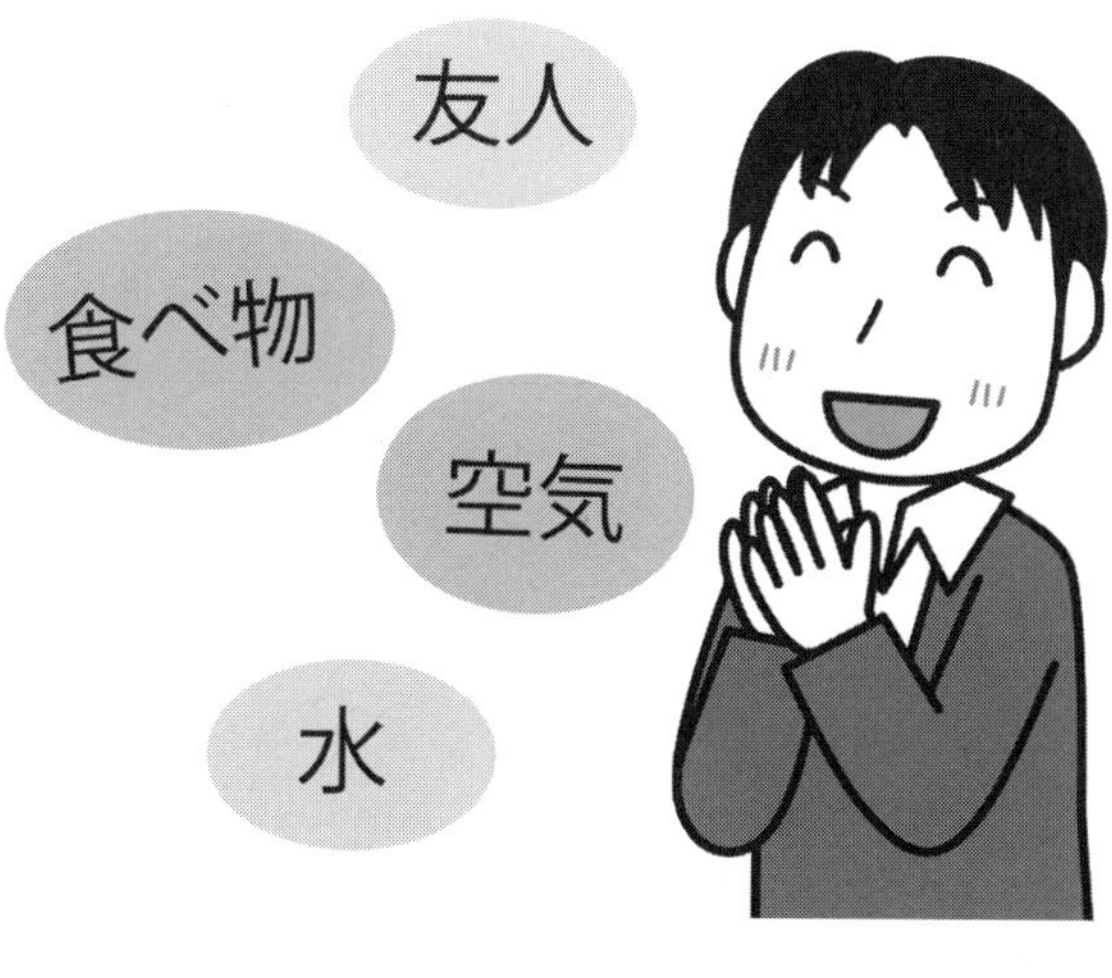

# 26

# パソコンのデータを消してみる

**おもな効用**　**大切なものに気づく　自分と向きあう**

**ある日突然、ノートパソコンが壊れてしまいました。**
**保存してあったデータは、**
**すべて消えてなくなりました。**

ところが、自分でも驚いたのは、
パソコンがなくても、それほど困らなかったのです。
なんとかなるんもんだって。

よくよく考えてみたら、パソコンの中もほとんどデータがなかったんです。
自分でつくった大事なデータは、

すべて頭の中にあったので、すぐに、復元できました。


メールアドレスもすべてなくなりました。

でも、パソコン復活後、
今、つながっている方々からは、メールをいただいたので、何も困ることはありませんでした。

そのおかげで人づきあいの仕分け作業になりました。

「大事なデータがなくなっても大丈夫」

そう考えたら、とっても気楽です。

そこで経験者から提案！
パソコンや携帯電話のデータ、
思い切って全部消してみませんか？

## なければないでなんとかなる！

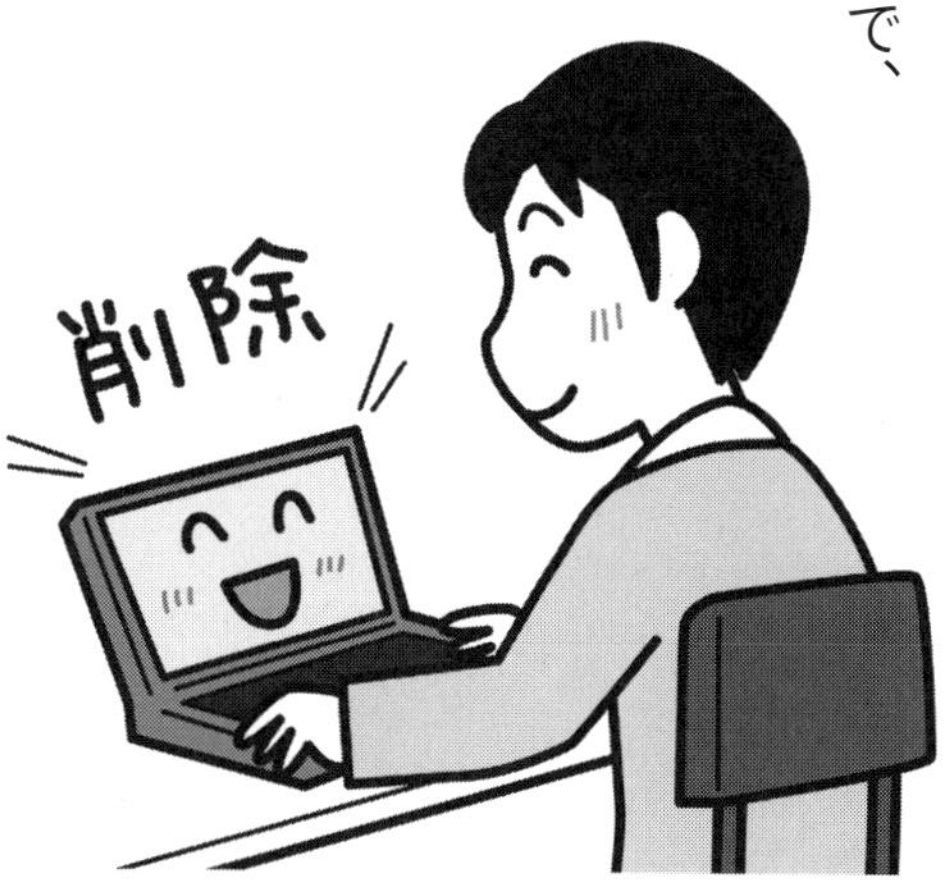

# 27

# 携帯電話をやめてみる

**おもな効用**　**感性が豊かになる　気持ちが落ち着く　電話代の節約**

## タモリさんは、電話についてこう言います。

電話も考えてみれば結構失礼なもんだよね。
だって「出ろ」ってことでしょ。
何をしていても「お前出ろ」という前提のもとに
電話があるわけでしょ。

ぼくは携帯を持っていません。
持っていた時期もありましたが、
必要がないのでやめてしまいました。
携帯をやめて変わったことは、

まず、持ち物がひとつ減ったこと。
常時持ち歩く物がひとつ減るのは、
大変快適です。
どこかに落として、データをなくす心配もありません。
充電器もなければ、充電する手間もありません。
メールチェックもありません。
食事中や電車の中で電話がかかってくることもありません。
かけるときは、家の電話か公衆電話で充分に間に合います。

一度携帯を持つと、携帯が手放せない生活になりますが、
逆も言えます。
携帯を手放せば、いつの間にか、
携帯がなくても困らない生活に変わります。

## ―なければ困るようになるのが一番困る―

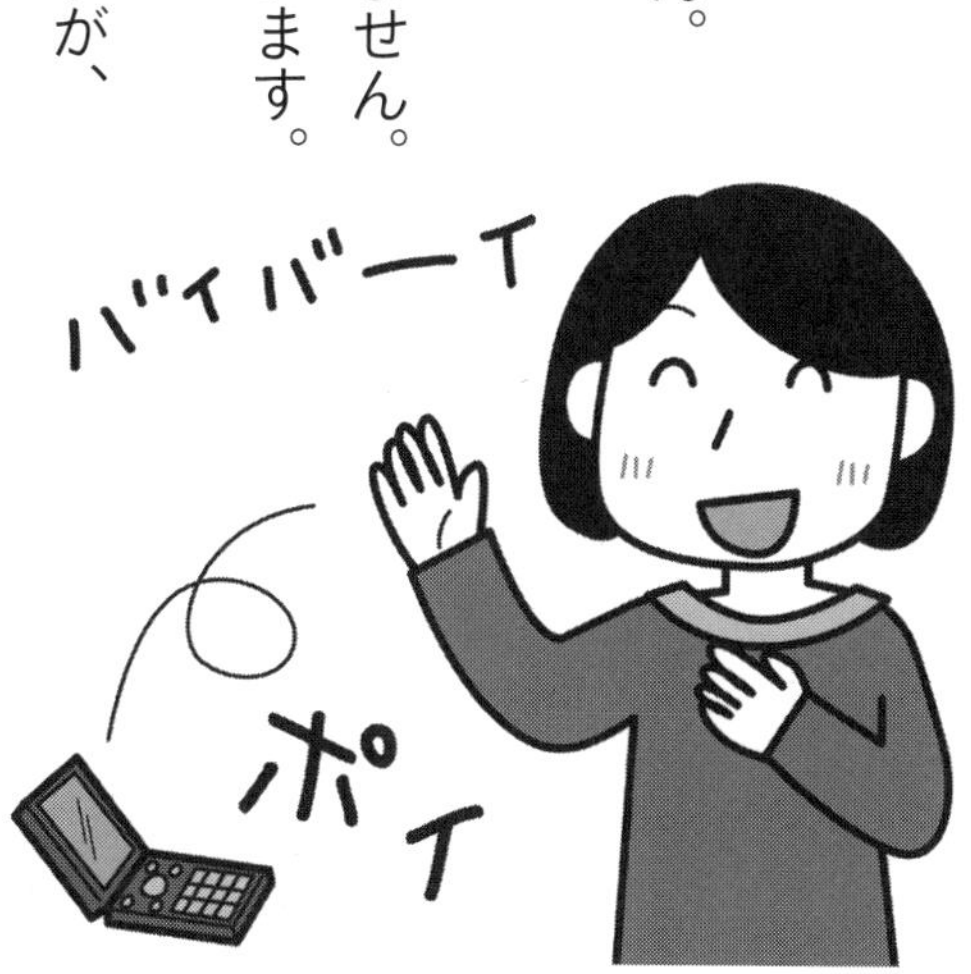

# 28 自分が悪くなくてもあやまってみる

**おもな効用**　不快が緩和される　トラブルを回避できる

道を歩いていて、人とぶつかったときに、
こちらが悪いのにもかかわらず、相手のほうから、

「ごめんなさい」と言われたことがあります。

「こ、こちらこそ、すみませんでした！」

あわてて、あやまり返しました。

言われてみてこう思いました。
「そっか、こうされれば、
お互いが悪い気分にならないんだ！」

もしこれが、

「いてえな、この野郎！」

だったらどうでしょう？

「何もそんな言い方しなくても……」

素直にあやまれなくなりそうです。

それがきっかけで大げんかになったら、お互いに損です。


自分は悪くないと思うと、なかなかあやまれません。

**悪い悪くないに関係なく、自分があやまったっていい**んです。

**お互いが損しなくてすむ**のであれば。

**「ごめんなさい」は、**
**トラブルを回避するのに最高の言葉**です。

―お互いが損しないための魔法の言葉！―

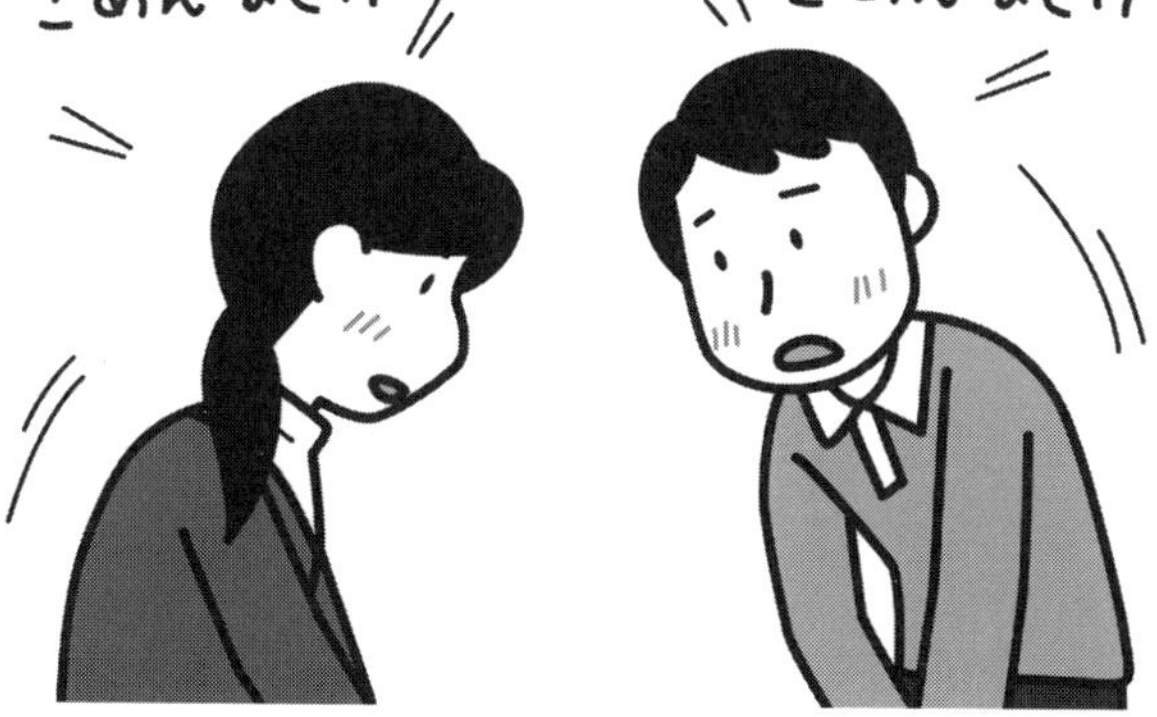

# 29

# 文字に気持ちをこめて書いてみる

おもな効用　心が満たされる　リラックス効果

## メモ帳を持ち歩いています。

ぼくの場合、その目的がちょっと変わっていて、
メモするというよりも、
単純に、**字を書くと気持ちがいい、**からです。

たとえば……、「心」という字は、
2画目を思いっきりはねると気持ちがスッキリします。
「大」という字は、
2、3画目を気持ちよく払うことでリラックスします。
「口」という字は、

最後の3画目を力強くビシッと止めることで気持ちが引き締まります。

**はねる、払う、止める、**
**たったこれだけのことに、**
**思いを込めるだけで、**
**最高に幸せな気分になれます。**

なるべくのびのびと大きな字を書きたいので、
大きめ（A4サイズ）で、罫線がない
まっしろなノートを使います。

字の上手下手はまったく関係ありません。
自分がいい気分になれば、それでいいんですから。

## 字を書くのが気持ちいいから書く

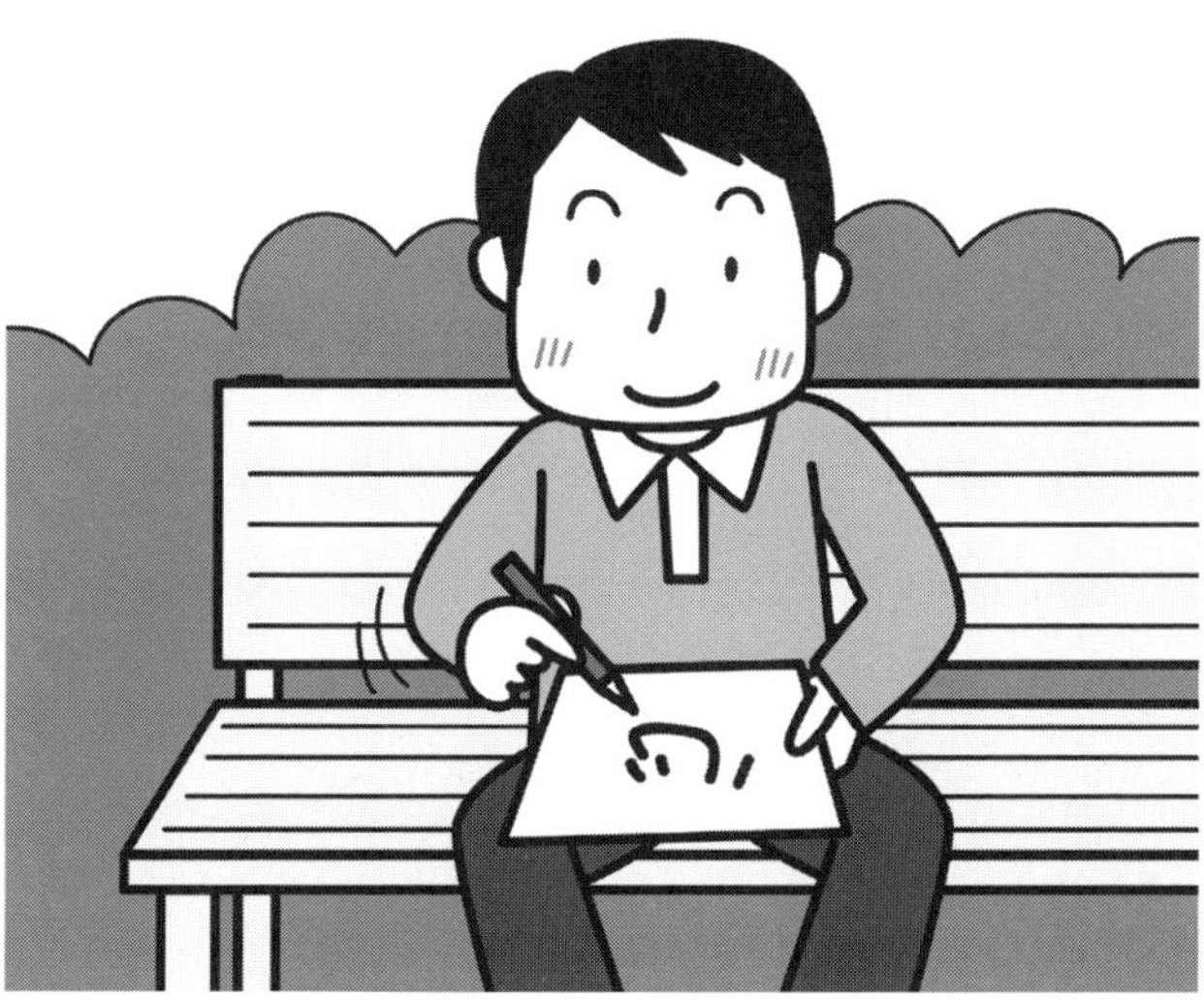

# 30 老化を肯定してみる

**おもな効用　心身が若返る　気持ちが落ち着く**

**老化予防という言葉は、人間が大自然に抵抗しているようで、なんだか不自然な感じがしてしまいます。**

ぼくは、俳優の藤村俊二さんの次のような言葉が大好きです。

「若いころに戻りたい、と思わずに、むしろ、歳を武器にしたほうがいい。見えない、聞こえない、覚えていない、って。いくつになっても、元気で陽気で勇気をもって生きることだよね。

じっくりいこうよ。あせったってしょうがない！」
まるで老いを楽しんで生きています。
まさにこれこそが、
元気で若々しい秘訣です！

周囲から若々しいと言われる人ほど、
若さに執着しません。
**老いが楽しみになれば、**
**人生は最高**です。

**いつまでも心の輝きを持ち続けるのが、**
**本当のアンチエイジング**です。

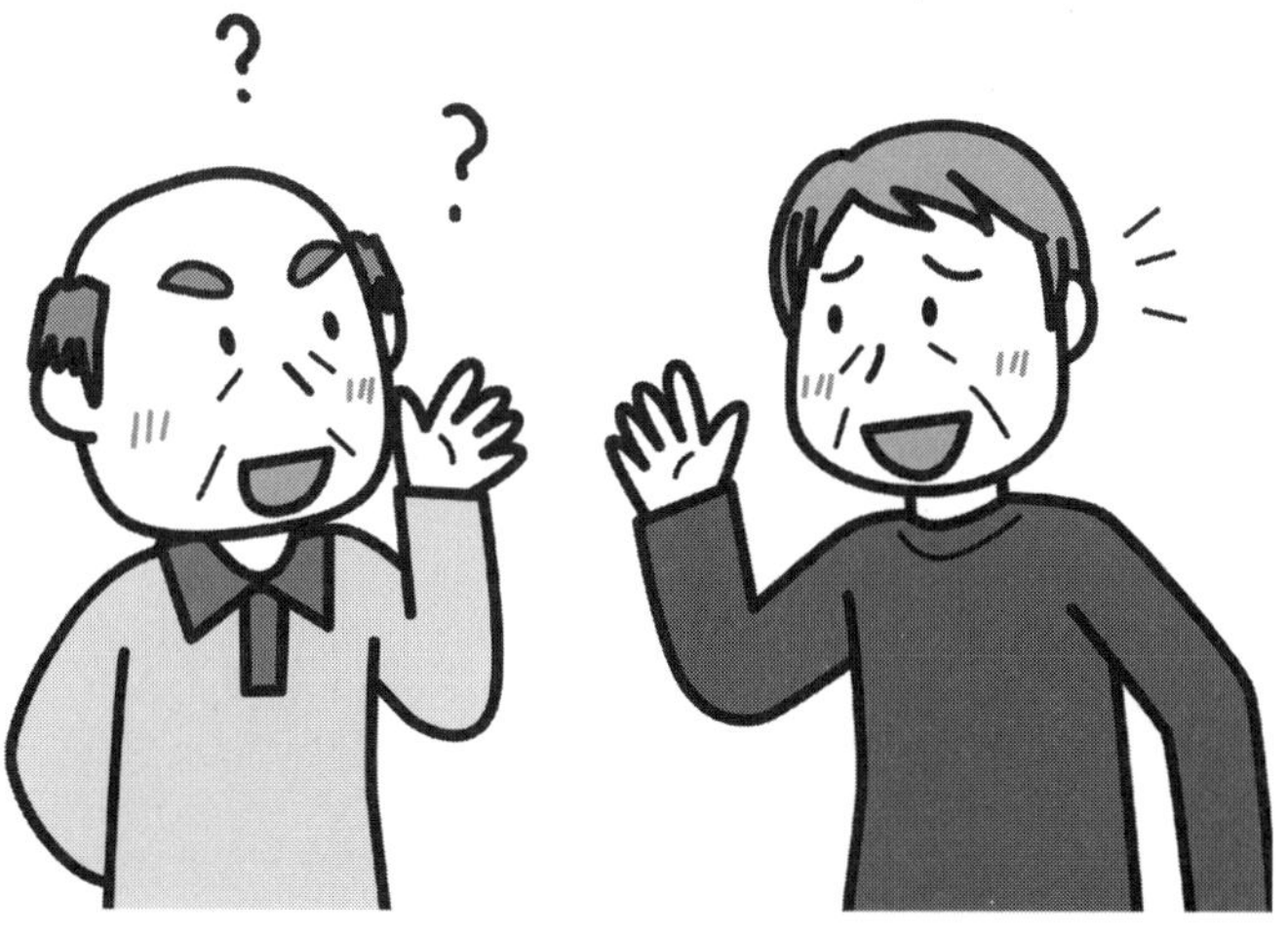


## ―自然体こそが真の若々しさの秘訣―

# 31 便利とありがたさについて考えてみる

**おもな効用**　**ありがたみに気づく　心が満たされる**

**どこの国か忘れましたが、**
**宅配便は、時間の指定ができないそうです。**
**それどころか、配達の時に居なければ、荷物は受け取れない。**
**それがふつうなのがスゴい！**

それに対して、
「日本はなんて便利な国なんだ」と思いますが、こうも思います。

便利って、人をわがままにするんじゃないかって。

指定した時間に届くのも、再配達もあたりまえ。
便利があたりまえになると、ついつい感謝するのを忘れてしまいそうです。

働いている人たちだって、
サービスがあたりまえと思われては、
ストレスがたまってしまいます。
イライラが増えれば、
あちこちでトラブが増えそうです。

便利って、まるで春と秋のようです。
冬と夏があるからこそ、春と秋は快適なんであって、
春と秋だけだったら、ありがたみなんてわからないですから。
すべてが便利だと、麻痺してしまいそうです。

## 不便を忘れなければ便利はありがたい

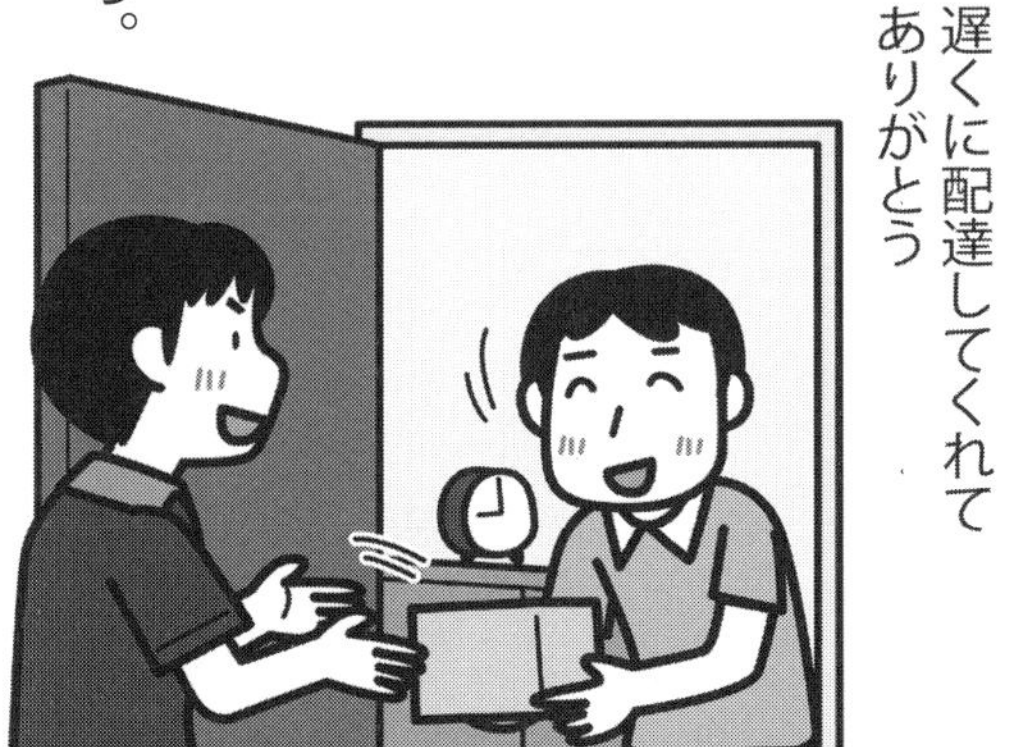

超シンプルライフで心身が元気になる

# 32 ありがとうを口に出してみる

**おもな効用**　心が満たされる　リラックス効果　意欲が出る

## 保育園で幼児体育指導をするときに、ぼくが子どもたちにお願いをしていることがあります。それは、「ありがとうを言おう」ということ。

「ありがとう」と言うと、些細なトラブルが減り、
全体のムードがよくなります。

たとえば、氷オニをするときに、
誰かが助けてくれたら、
「ありがとう」と言う。

「ありがとう」と言われたほうもうれしいので、
仲間をもっと助けるようになる。
するとあちこちで、
「ありがとう」「ありがとう」「ありがとう」……。

**「ありがとう」には、心理的に緊張が緩和し、活気が増す、森林浴と同じ効果があります。**

だから、「ありがとう」は言えば言うほど効果的なのです。


ちなみに、感謝する気持ちだけじゃダメです。

**きちんと口に出して言うほうが抜群の効果があります。**

あっ、大事なこと忘れてました。この本を読んでくださったみなさまへ、

「どうもありがとうございました」

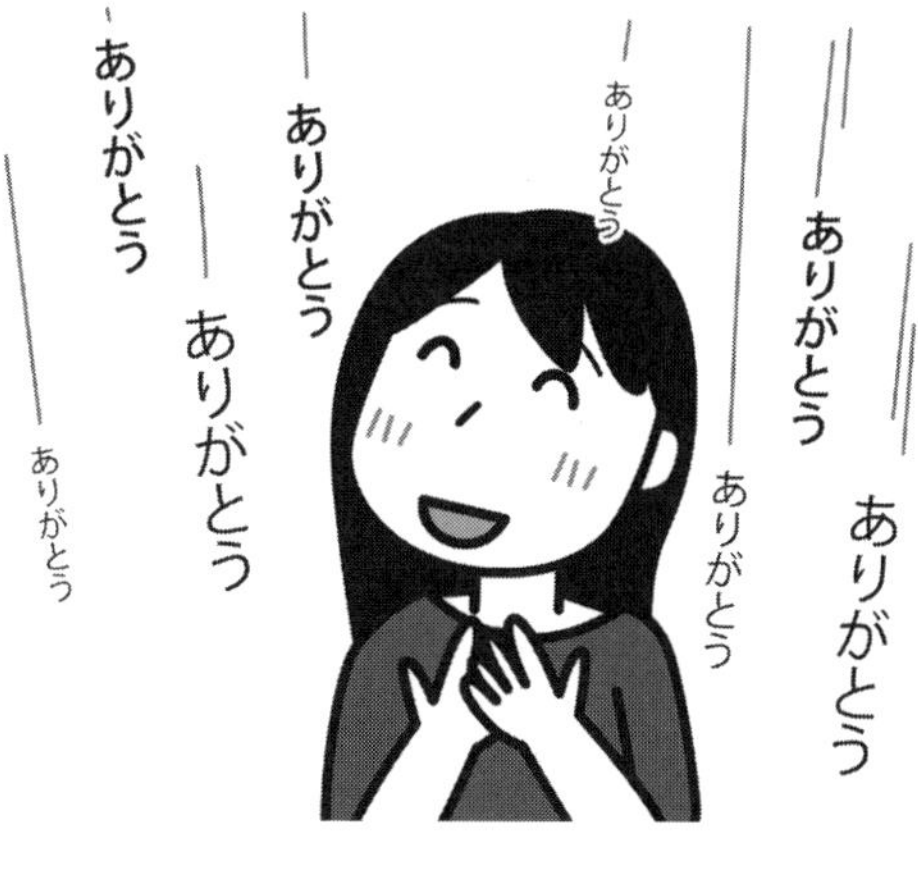


## ─言えば言うほど心が癒される言葉─

# 33 お気に入りの服を着てみる

**おもな効用**　やる気アップ　ものを大切にする　自信がつく

新しいスキーウエアを買いました。
迷ったあげくに、
思い切って、ちょっと高価なものを選びました。

でも、それを着ることで、
「もっと上達したい!」と、頑張れます。
自分で選んだ大好きなものだから、
ものを大切にする気持ちが生まれます。
良質なものですから、
いつまでも長く愛用できます。

もちろん修理も可能です。
そう考えれば、
たとえ高価なものであっても、
長い目で見れば、お得なのです。

普通の服も同じで、
お気に入りの服を着ると、
歩きかたやしぐさなど、
**その服にふさわしい人間になろうと努力したくなります。**

だって、かっこいい服を着て、
ひじをついてごはんを食べてたら、
かっこ悪いですから。

―見た目重視から入るのもありです―

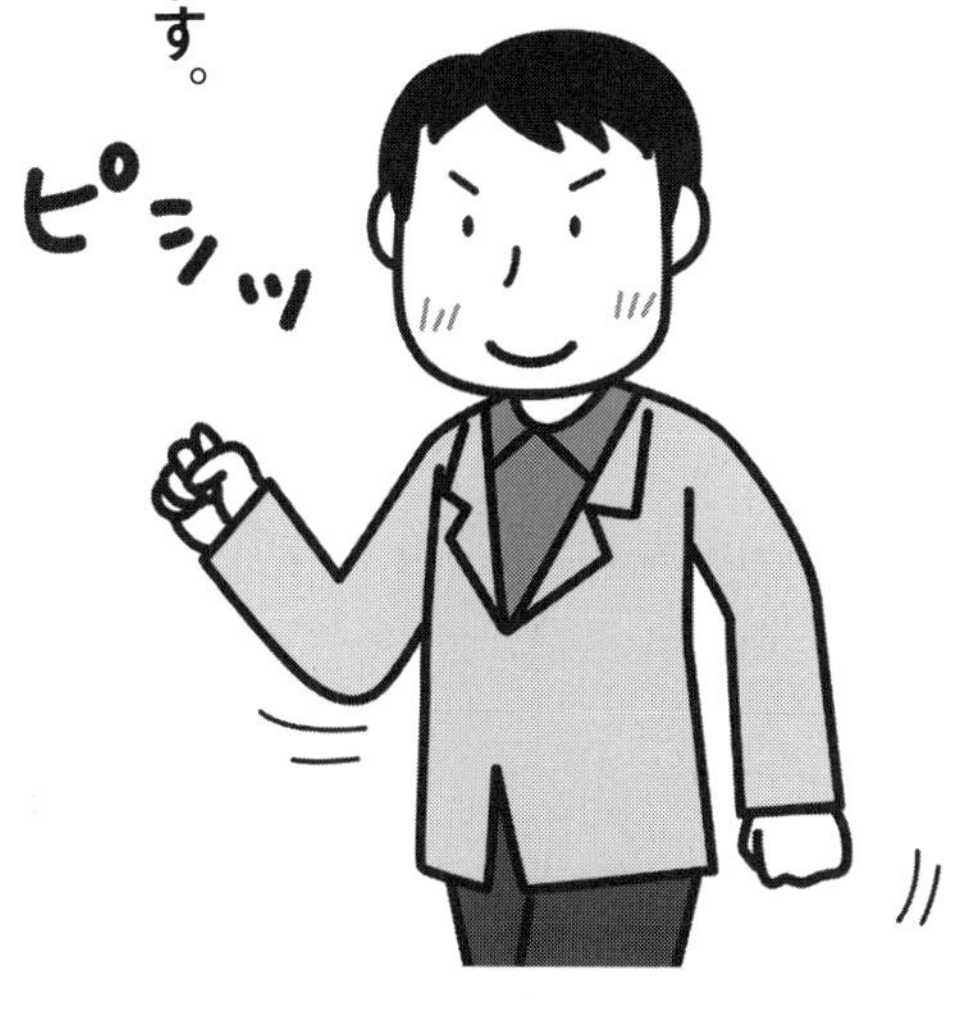

# 34 ちょっとだけ関心を持ってみる

おもな効用　話すのが楽になる　脳が活性化する

「斎藤さんは、聞き上手ですね」

そう言われることがあります。
あまり自覚はありませんが、ひとつだけ言えるのは、
ぼくは人と話すときも、いろんなことに関心があります。

それで、わかったことがあります。
先日、あるグルメ番組のレポーターが、
じょうずにレポートをするコツは、
話を聞くことより、関心を持つこと。
関心さえあれば、必然的に質問がじょうずになる。

と言っていました。
なるほど！　納得です。
関心があれば、技術なんていらないんです。

関心があれば、
えーっ！
本当ですか？
どうしてそうなんですか～？
自然にそんな言葉が次々に出てきます。
聞く人が関心を持ってくれれば、
話す人も楽しくなります。
だから、お互いに得します。

―幸せの極意は、関心を持つこと―

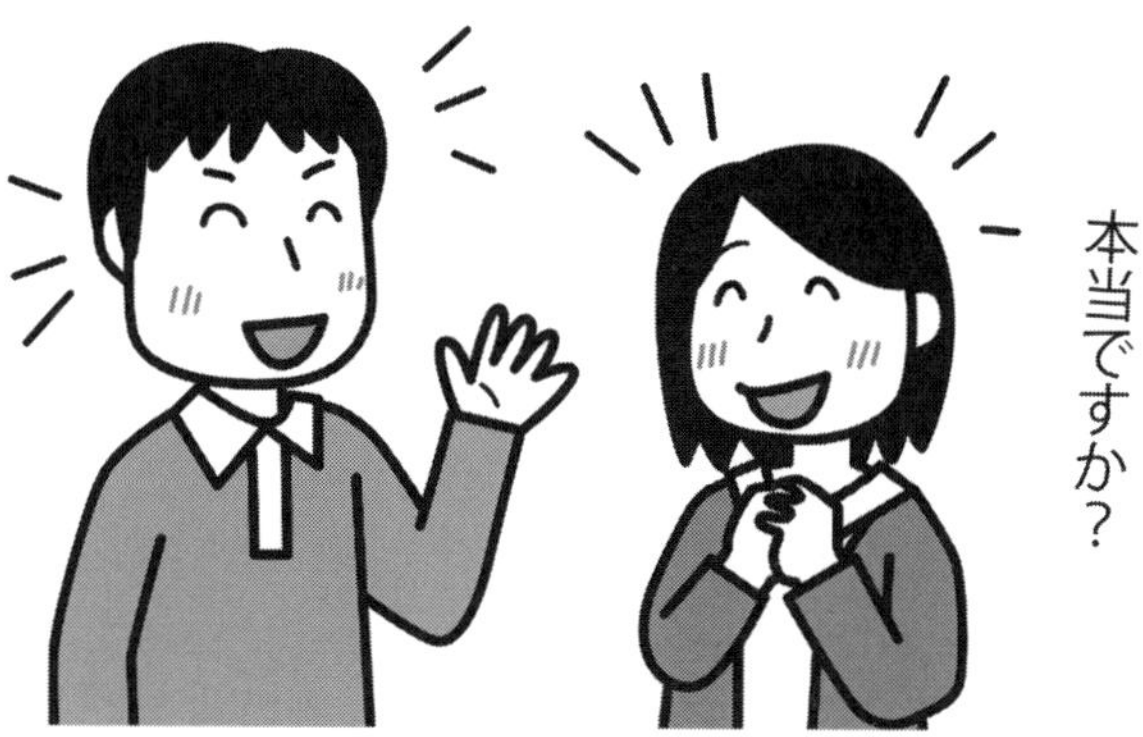

## 35 自分のことをホメてもらってみる

**おもな効用**　自信がつく（自分が気づかない）自分のよさを知る

「私の（授業の）よいと思うところを3つ書いてください」

ある専門学校で、こんなアンケートを学生さんたちにお願いしたことがあります。

「考えるのが好きになった」
「授業の時間配分がうまい」
「注意されても嫌な気がしない」
「いいことはいい、ダメなことはダメとはっきり言ってくれる」
「話を親身に聞いてくれる」
「人間の本質がわかっている」

## もっともっと、ホメ言葉を！

もう、最高にホメちぎってもらいました。
自分で「ホメて」と言っておきながら、
正直、とてもうれしかった。
それに、かなり自信もつきました。
「みんなのために、もっと頑張るぞっ！」
そんな気持ちになりました。

謙遜は、日本のよい文化だと思います。
でも、**口に出してもっとホメたほうがいい**です！
誰だって、ホメられて、うれしくないはずがありません。

だから、自分から言うのもありです。
「（自分を）ホメて」って。

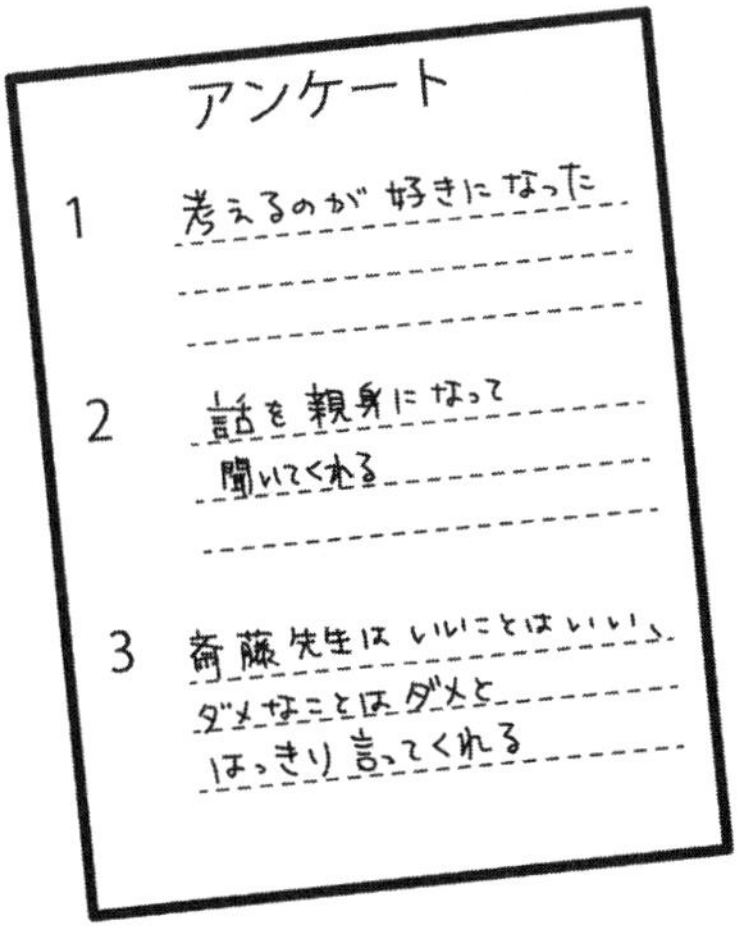
アンケート
1 考えるのが好きになった
2 話を親身になって聞いてくれる
3 斎藤先生はいいことはいい。ダメなことはダメとはっきり言ってくれる

# 36 量販店より商店街で買い物してみる

**おもな効用**　**心が満たされる　最高の幸せを感じる**

## そのお店で買い物をすると、
## なぜだか、とても心が豊かな気分になります。

山梨県甲府市の朝日通り商店街に、
「タマヤ」さんという洋服屋さんがあります。
そこはいつ行っても、
地元のお客さんが買い物（会話？）を、楽しんでいます。
なかには、
足が悪いのにもかかわらず、
わざわざ、タクシーで来店される方までいらっしゃいます。

その方にとっては、そこまでして、
直接、お店に行く価値があるのです。

その商店街は、まさに、街のコミュニティーサロンです。

今の時代は、量販店に行けば、
安いものが、かんたんに手に入ります。
でも、その代償として
心の豊かさが、手に入りにくくなってしまったようです。

商店街に行くと、
不思議と、なんだかあったかい気持ちになります。
そこは本当の心の豊かさが手に入る場所です。

## ―そこは、いつも幸せな気分になれる場所―

# 37 量販店より専門店で買い物してみる

**おもな効用**　心が豊かになる　幸せを感じる

## 「イスの上に置いてもいいんですよ〜」

ファックスつきの電話を置けるような
小さなテーブルを探していたとき。
そう教えてもらったときは、まさに、目からウロコでした。
だって、イスですよ。イス。
イスは、腰掛けるものですから……。

でも、そう言われてみると、
イスの上に、花瓶や絵を飾っている店もあります。
「イスって立派なインテリアになるんだ！」

―専門店は潜在能力がアップする場所―

このときにはじめて気づきました。
そのお店は、東京の高円寺にある
「木ごこち」という木の雑貨のお店です。

そこに行くと、
話しているうちに、
感性が磨かれます。
思考が柔軟になります。
観察力がつきます。

そして、身に付いたその能力は、
あらゆる場面でその威力を発揮します。
その証拠に、この本を書いているたった今も（威力発揮中です）。

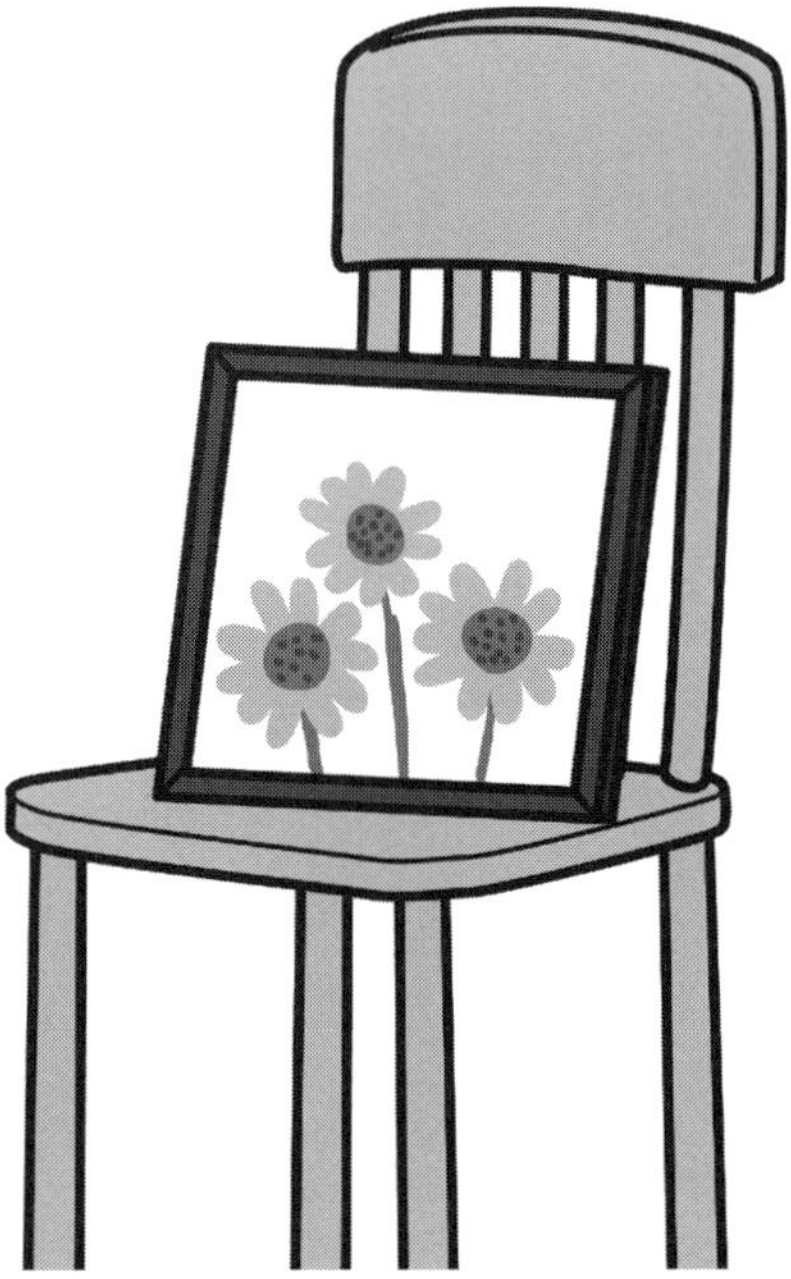

# 38

# 病は気からを本気で信じてみる

おもな効用　前向きな気持ちになる　忍耐力アップ

## 奇跡は気から！　です。

元陸上競技選手でタレントの武井壮さんの言葉に、
「ストレスで胃かいようになるぐらいだから、逆も絶対いける」があります。
驚異的なスピードでけがから完治したご本人は、なんと、
そのあと〝十種競技〟で優勝します。

「逆も絶対いける」

経験者の言葉には、力強い説得力があります。

まさに、「病は気から」。

臨床医師の矢作直樹さんは、
患者さんが助かる、
助からないの分かれ目は、
そのときにできる限りのことをした上で、
最後は患者さん本人が、
「生きようとしているかどうか」
と言います。

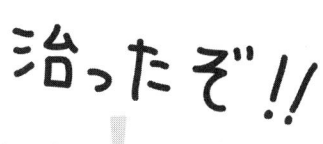

けがや病気から奇跡的に回復する。
この世には科学では解明できないことがたくさんあります。
でも、それは科学で解明できることだけを信じているから、とも言えます。
病は気から！
本気で信じてみませんか？

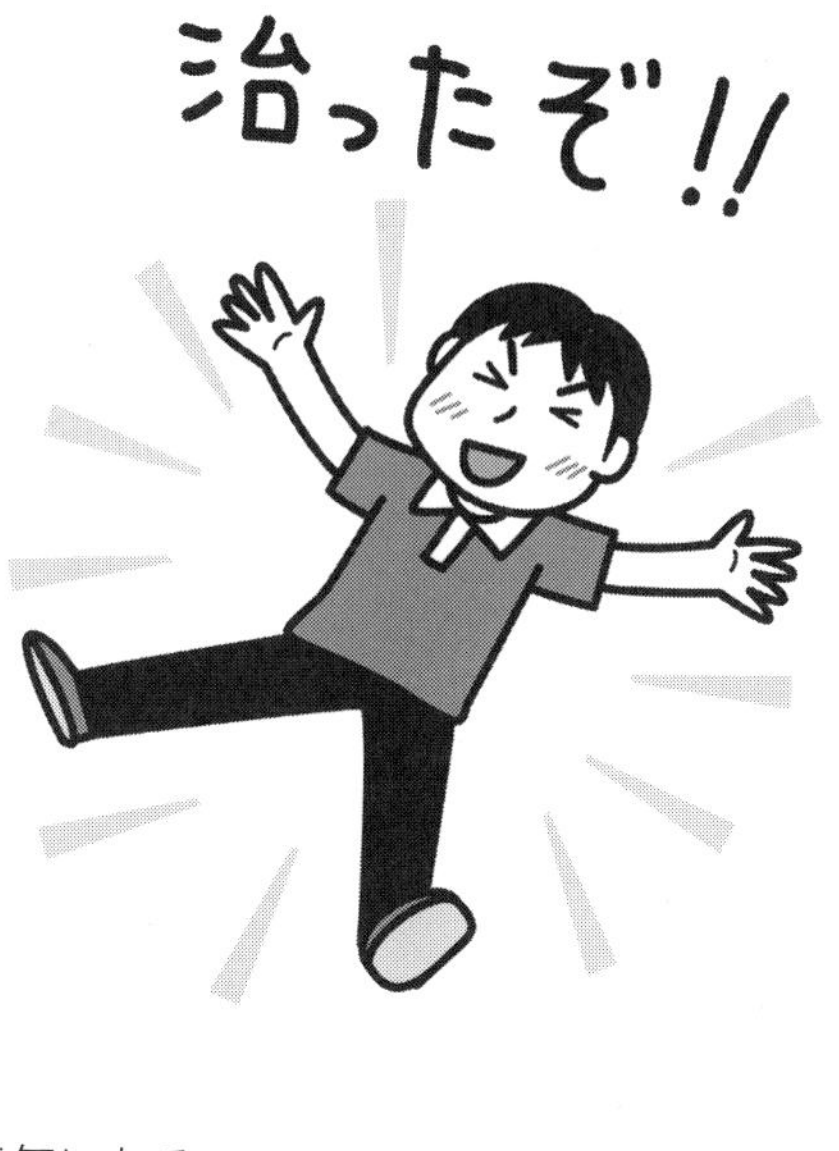


## 本気で信じれば元気が出る

# 39 ゆっくりと味わって食べてみる 1

**おもな効用**　**ダイエット効果　認知症予防　体力の向上**

## 食事が大好きです。
## なるべく時間をかけて、
## ゆっくりと味わって食べるのが最高の幸せです。

お店で食事をしていて、
あっという間に食べて帰ってしまう人を見ると、
思わず、「もっと味わって食べればいいのに」と思っちゃいます。

ぼくは、ゆっくりと食べるようになって、
なんと体重が10キロ以上も減りました。

あくまでもダイエットではなく、
味わって食べた結果、です。

そのほかにも、
認知症の予防、
虫歯を防ぐ、
がんの予防、
全身の体力向上などなど、
よく噛むと、たくさんのメリットがあります。

「いただきます」の語源は、
生命の命に感謝する、です。
ゆっくりと味わっていただくのが、ぼくの感謝のしるしです。

## ―よく噛むのは、最強のダイエット―

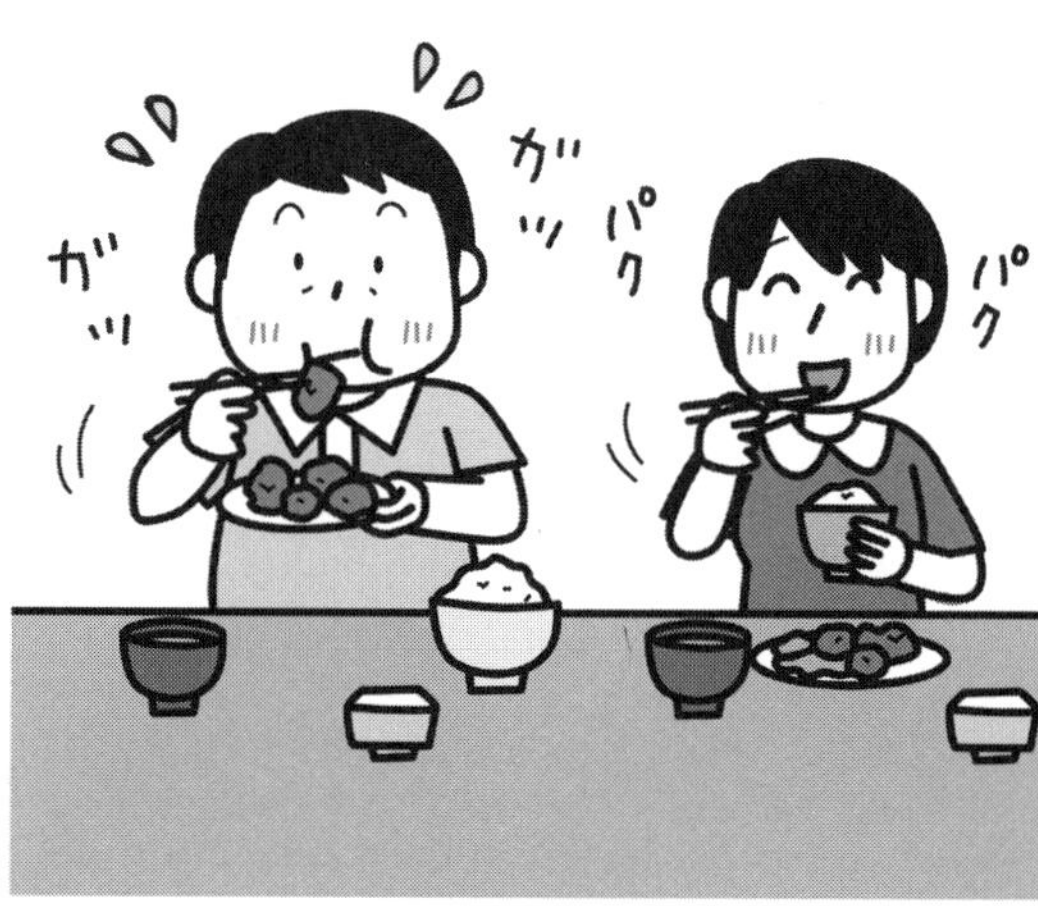

# 40

## ゆっくりと味わって食べてみる 2

**おもな効用**　満足度がアップする　幸せを感じる

### ゆっくりと味わって食べると幸せになる。

ぼくはそう確信しています。

健康には腹八分目がよい、
と言いますが、
ゆっくりと時間をかけて食事をすると、
食べ過ぎることがなくなります。
腹八分目で満腹感を得られるようになります。

要するに、

少しの量でも、
満足感を得られるようになります。

「少しで満足」なのは、
「小さなことで満足」。

小さなことで満足できるようになれば、
「もっと欲しい」なんて、
欲張ることもなくなります。
つまり、幸せが近づいてきます。

ゆっくりと味わって食べると、
幸せセンサーの感知度が、ぐんとアップするのです。

―自然に欲張らないコツが身に付く―

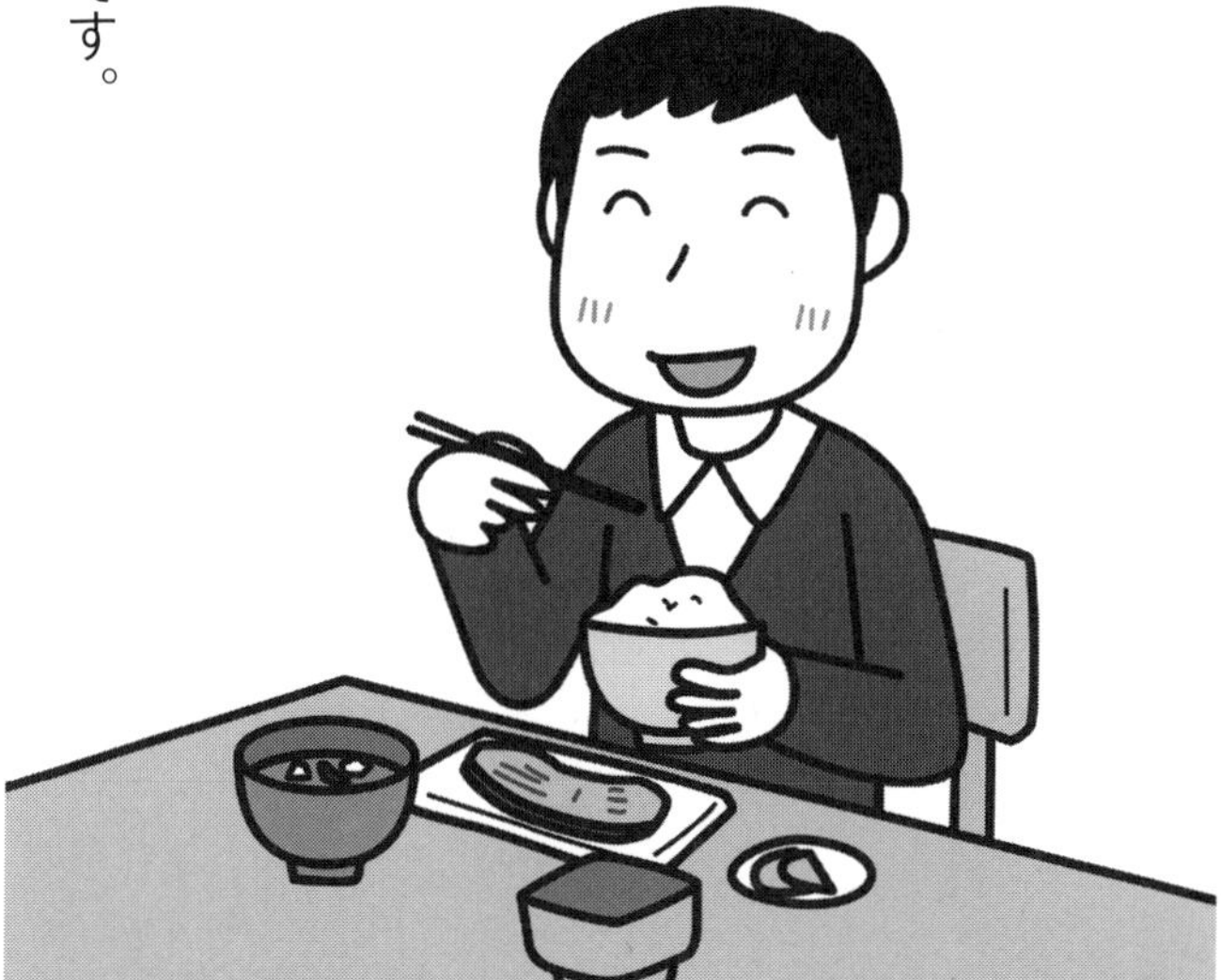

おわりに

# 幸せについて考えてみる

ここは満員の映画館です。
ある人が、前の人の頭が邪魔で、立ち上がってしまいました。
すると、その後ろにいた人も、立ち上がってしまいました。
そんなことをしていたら、いつの間にか、
全員が、立ち上がってしまいました。

どうせ全員立つなら、全員座った方がいいのに……。

これは、自分ひとりだけが得をしようとすると、
結局、自分も全体も損をするという、たとえ話です。

幸せは人それぞれ、って言葉があります。

でも、ぼくは、幸せは人それぞれ、じゃないと思います。

だって、映画館話のように、
自分ひとりだけが幸せになろうとして、
自分も全体も不幸せになってしまうこともある。
映画館を町や国や地球に変えても同じです。

だから、大前提なのは、自分も全体も幸せになるように考えること。
そのあとではじめて、幸せは人それぞれ、です。

健康であれば必ずしも幸せとは限りません。
健康は幸せの一部にすぎません。

幸せのための健康であって、
健康のための超シンプルライフです。

## 著者紹介

**●斎藤道雄**

体操講師，ムーブメントクリエイター。クオリティ・オブ・ライフ・ラボラトリー主宰。まるで魔法をかけたようにシニアのからだを動かす「体操支援のプロ」として活躍。自立するシニアだけではなく，「要支援シニアにこそ体操支援の専門家が必要」とし，多くの介護施設で定期的に体操支援を実践中。

言葉がもつ不思議な力を研究し，相手のからだだけではなく気持ちや心に働きかける「斎藤流体操支援法」を編み出す。現場スタッフからは「まるでお年寄りが若返るような体操」「これまでの体操の認識が変わった」と評判になり，顧客を広げる。現場に体操講師を派遣するほか，現場スタッフのための「支援する側もされる側も幸せになる体操支援セミナー」も根強い人気を呼んでいる。

［おもな著書］
『椅子に腰かけたままでできるシニアのための脳トレ体操＆ストレッチ体操』『椅子に腰かけたままでできるシニアのための筋力アップトレーニング』『シニアもスタッフも幸せになれるハッピーレクリエーション』『車椅子の人も片麻痺の人もいっしょにできる楽しいレク 30 & 支援のヒント 10』（以上，黎明書房），『介護スタッフ 20 のテクニック―遊びから運動につなげる 50 のゲーム』『身近な道具でらくらく介護予防―50 のアイディア・ゲーム』（以上，かもがわ出版）ほか多数。

イラスト・さややん。


超《ちょう》シンプルライフで健康生活《けんこうせいかつ》

2015 年 9 月 20 日　初版発行

著　者　斎《さい》　藤《とう》　道《みち》　雄《お》
発行者　武　馬　久　仁　裕
印　刷　株式会社　太洋社
製　本　株式会社　太洋社

発　行　所　株式会社　黎《れい》　明《めい》　書《しょ》　房《ぼう》

〒 460-0002　名古屋市中区丸の内 3-6-27　EBS ビル
☎ 052-962-3045　FAX 052-951-9065　振替・00880-1-59001
〒 101-0047　東京連絡所・千代田区内神田 1-4-9　松苗ビル 4F
☎ 03-3268-3470

落丁本・乱丁本はお取替します。　ISBN978-4-654-07641-3